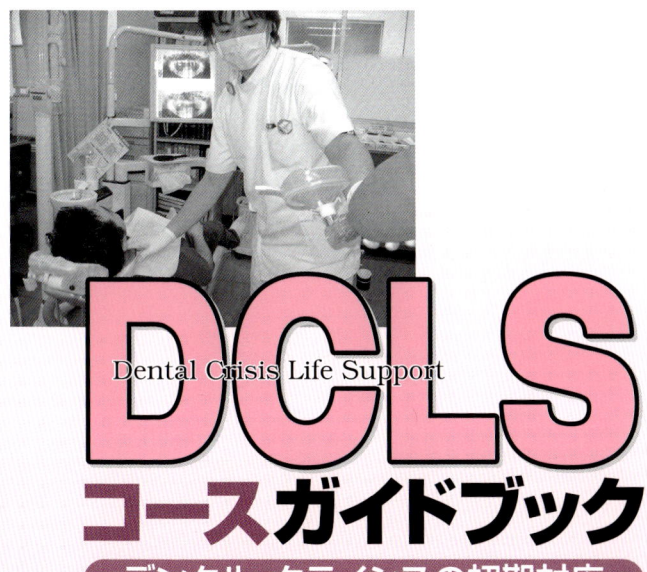

DCLS
Dental Crisis Life Support
コースガイドブック

デンタル・クライシスの初期対応

歯科救急危機

監 修：日本口腔外科学会，DCLSコース開発委員会
編 集：DCLSコースガイドブック編集委員会

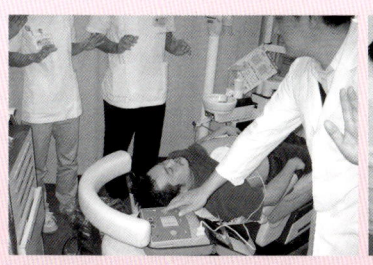
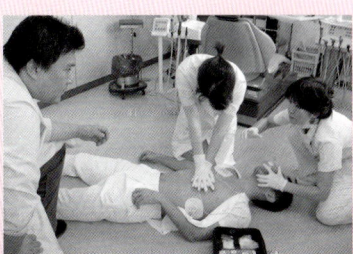

へるす出版

はじめに

　歯科医療に従事している歯科医師、歯科衛生士、そして他のスタッフは質の高い安全な歯科医療を求める社会的要請に応えて歯科医療の技術を高め、知識を深める努力をすると同時に、患者の不測の救急事態にも適切な対応ができる能力を身につけなければなりません。
　高齢化社会を迎えた現在、循環器疾患、呼吸器疾患などのさまざまな全身疾患をもった患者への歯科診療の機会が増加していますが、その際に起きるかもしれない不測の心停止、呼吸停止に対して、また歯科処置での出血、治療器具等の誤嚥や気道閉塞などに対して、蘇生などの適切な処置が不可欠です。
　蘇生の必要な患者に対しては、歯科医師を含め歯科医療にかかわっているスタッフは職種を問わず、適切で正しい救急処置を行わなければなりません。しかしながら日常の歯科医療現場やこれまでの歯科医学教育が必ずしもそれを実現してくれるものではありませんでした。
　突発的に起こる緊急事態において、医療従事者として自信をもってその役割を果たすためには、正確なエビデンスに基づいたガイドラインに沿って、普段からその知識や技術を習得することが必要です。

　昨今の医療事故の増加や、そして高齢社会の現状を反映して、蘇生処置に必要な技術や蘇生現場でのチーム医療を身につけるための救命救急の研修会がさまざまな医療機関や学会において実施され、医療現場において重要な役割を果たしています。
　このDCLS（Dental Crisis Life Support）コースガイドブックは、患者が急変したときにはどうしたらよいか、といった緊急の状況に対応するための最初の10分間の蘇生処置を完全にマスターするための蘇生シミュレーションコースのガイドブックです。初めてこのコースを受講する人たちにコースで習得しなければならない基本的な事項を分かりやすく理解できるように記載したものです。
　このガイドブックが、DCLSコースの受講とその理解に有効に活用されることを願っています。
　なお、DCLSコースガイドブックの執筆と編集を担当していただいた奥寺敬編集委員長、および各委員の方々に心からお礼を申し上げます。

　　　　　　　社団法人 日本口腔外科学会理事長、日本学術会議会員　瀬戸　晥一
　　　　　　　　　　　　　　　　　　　カリキュラム委員会委員長　菅原　利夫

■『DCLSコースガイドブック』編集委員会（五十音順）
（DCLSコース開発委員会）

有賀　　徹	昭和大学医学部救急医学
池上　敬一	獨協医科大学越谷病院救急医療科
今村　知代	富山大学医学部歯科口腔外科学
◎奥寺　　敬	富山大学医学部救急・災害医学
坂本　哲也	帝京大学医学部救命救急センター
菅原　利夫	岡山大学歯学部口腔病態外科学歯顎口腔機能再建外科学分野
野田英一郎	九州大学病院救命救急センター
山下　徹郎	恵佑会札幌病院副院長
山畑　佳篤	京都大学医学部附属病院初期診療・救急部

（◎は編集委員長）

■執筆者一覧（五十音順）

有賀　　徹	昭和大学医学部救急医学
池上　敬一	獨協医科大学越谷病院救急医療科
今村　知代	富山大学医学部歯科口腔外科学
奥寺　　敬	富山大学医学部救急・災害医学
佐野　公人	日本歯科大学新潟生命歯学部　歯科麻酔・全身管理科
菅原　利夫	岡山大学歯学部口腔病態外科学歯顎口腔機能再建外科学分野
高橋　誠治	日本歯科大学付属病院
丹下　大祐	富山大学医学部救急・災害医学
長坂　　浩	明海大学歯学部総合臨床医学講座麻酔学分野
野田英一郎	九州大学病院救命救急センター
平出　　敦	京都大学医学研究科医学教育推進センター
山川　耕司	長野赤十字病院救急部
山下　徹郎	恵佑会札幌病院副院長
山畑　佳篤	京都大学医学部附属病院初期診療・救急部
若杉　雅浩	富山大学医学部救急・災害医学

執筆協力：井上　秀一、上田　耕平、高橋　千晶、萩中　仁徳、濱田　浄司、宮腰　晃央

目　次

I部　イントロダクション　2

- A　口腔外科医のための危機対応シミュレーション研修；
  DCLSコース開発の経緯 …………………………………………… 2
- B　国際コンセンサスと日本版救急蘇生ガイドライン ………………… 4
  - 1　心肺蘇生ガイドラインのこれまで ……………………………… 4
  - 2　CoSTRと新しい日本版救急蘇生ガイドライン ………………… 5
- C　診療手順標準化の意義 ……………………………………………… 6
  - 1　医療の質 …………………………………………………………… 6
  - 2　標準化の意義 ……………………………………………………… 7
- D　DCLSコースデザイン ……………………………………………… 8
  - 1　DCLSコースのデザイン ………………………………………… 8
  - 2　歯科診療スタッフ向けコースへの展開
    ―DCLS miniコースのデザイン― …………………………… 12
- E　シミュレーション研修における参加者の保護 …………………… 14

II部　一次救命処置（Basic Life Support）　16

- A　一次救命処置アルゴリズム ………………………………………… 16
  - 1　救命の連鎖とBLS ………………………………………………… 16
  - 2　一次救命処置のアルゴリズム …………………………………… 17
  - 3　一次救命処置の手順 ……………………………………………… 18
  - 4　【参考】主に市民が行う一次救命処置の手順 ………………… 22
- B　成人の一次救命処置 ………………………………………………… 24
  - 1　反応の確認 ………………………………………………………… 28
  - 2　気道確保と人工呼吸 ……………………………………………… 30
  - 3　胸骨圧迫 …………………………………………………………… 33
  - 4　CPRとその開始・継続 …………………………………………… 34
  - 5　AEDを用いたBLS ………………………………………………… 38
  - 6　歯科と気道異物 …………………………………………………… 42
- C　小児の一次救命処置 ………………………………………………… 47
  - 1　小児・乳児の心肺停止 …………………………………………… 47
  - 2　急変した小児を発見したらどう対処すべきか ………………… 48
  - 3　小児の一次救命処置の特徴 ……………………………………… 50

III部　成人の二次救命処置(Advanced Life Support)　54

- A 二次救命処置アルゴリズム ……………………………………… 54
  - 1 成人の心停止に対する二次救命処置アルゴリズム ………… 54
  - 2 心停止アルゴリズム ………………………………………… 55
  - 3 心停止に対する二次救命処置の手順 ……………………… 56
- B 気道管理 ………………………………………………………… 62
  - 1 酸素療法 ……………………………………………………… 62
  - 2 補助器具を用いた気道確保法 ……………………………… 64
  - 3 換気法 ………………………………………………………… 68
  - 4 気管挿管 ……………………………………………………… 70
  - 5 気道異物 ……………………………………………………… 72
- C モニター・電気ショック ……………………………………… 73
  - 1 心停止のリズム ……………………………………………… 73
  - 2 VF/無脈性VT ………………………………………………… 75
  - 3 PEA/心静止 ………………………………………………… 77
  - 4 電気ショック ………………………………………………… 79
- D 薬剤 ……………………………………………………………… 85
  - 1 薬剤投与経路 ………………………………………………… 85
  - 2 【参考】心停止で用いる薬剤 ……………………………… 88
- E 歯科診療でみられるさまざまな病態 ………………………… 92
  - 1 迷走神経反射 ………………………………………………… 92
  - 2 過換気症候群 ………………………………………………… 95
  - 3 アナフィラキシー …………………………………………… 98
  - 4 局所麻酔薬中毒 …………………………………………… 101

IV部　代表的なシナリオ　104

歯科医師の救命救急研修ガイドライン　127

イラスト：maru。
レオン佐久間

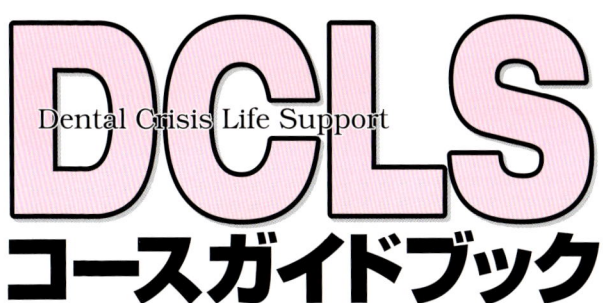

DCLS コースガイドブック

Dental Crisis Life Support

I部　イントロダクション

A 口腔外科医のための危機対応シミュレーション研修―DCLSコースの開発―

Development of Dental Crisis Life Support (DCLS) course

　米国心臓協会（AHA; American Heart Association）の提唱するガイドライン2000の公開を契機として、心肺蘇生に特化したシミュレーション研修システムであるACLS（Advanced Cardiovascular Life Support）がわが国へ導入され、急速に普及した。同時にこれに触発される形で、さまざまな医学領域でシミュレーション研修の開発が進行している。

　もともと医学領域におけるシミュレーション研修は、諸外国においては、研修目的に経験することのできないシチュエーション、緊急事態・急変・救急患者などへの対応を研修するためにきわめて効果的な方法として定着している研修方法である。このため、国際的には医学教育の歴史とともに医育機関や研修施設でさまざまなシミュレーション研修が開発され導入されている。この観点からみると、AHAのACLSは、AHAの委員会により開発された心肺蘇生を学習目的としたシミュレーション研修システムで、5～6年に一回の国際ガイドラインの変更に合わせて改変が行われるシステムといえる。同様にヨーロッパをはじめ諸外国では、それぞれの国の実情に合わせた研修コースを開発している場合が多い。

　日本救急医学会では、これらの諸外国の実情を参考にし、目的をあくまで心肺停止への最初の10分間の対応にしぼった1日コースを開発し、ICLS（Immediate Cardiac Life Support）コースと命名して展開してきた。このICLSコースは受講者を幅広く設定しているためにさまざまな職種が受講しており、口腔外科医の受講者もまれではない。

われわれは2006年秋に口腔外科医を対象としたICLSを3回開催し、その際のアンケートとデブリーフィングを参考とし、口腔外科領域に特化した危機対応コース、心肺停止のみでなく、異物、アナフィラキシーなどへの対応を含んだコースの開発を提案し、主に日本口腔外科学会会員を対象とするDCLS（Dental Crisis Life Support）コースとして開発した。このDCLSコースの開発には、わが国で救急蘇生を専門とする救急医が幅広く参画し、この画期的な作業に（DCLSコース開発委員会として）全力であたった。

　本書は、口腔外科医を対象としたDCLSコースのコースガイドブックであるが、歯科診療に従事するスタッフを対象とした半日コース（DCLS mini コース）に用いることも念頭に置いている。歯科診療領域における危機対応能力を向上させ、より安全な歯科診療を行うために役立てていただきたい。

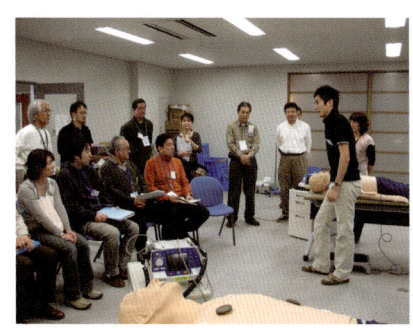

〔奥寺　　敬〕

I部　イントロダクション

B 国際コンセンサスと日本版救急蘇生ガイドライン
CoSTR and Japanese Guidelines for Emergency Care and Cardiopulmonary Resuscitation

1 心肺蘇生ガイドラインのこれまで

　心肺蘇生は、医療従事者の素養として基本的に求められる能力であるが、Saferらにより、現在の心肺蘇生の基礎が確立されたのは1960年代であり、現在、標準的に用いられている基本的な医療技術のなかでは新しいものである。1968年に、蘇生に関する初のシンポジウムが開催され、1974年からは米国においてアメリカ心臓協会（AHA）とアメリカ医師会（AMA; American Medical Association）が、蘇生の処置を標準化して普及するためのガイドラインを提唱してきた。6年おきに改訂が繰り返され、世界的にも評価されてきたが、1990年代には、病院外心停止症例の記録集計のフォーマットを統一する国際会議（ウツタイン会議）[1]などをきっかけに、蘇生の領域での国際的なリンクが急速に推進された。

　こうしたことから2000年には国際蘇生連絡委員会（ILCOR; International Liaison Committee on Resuscitation）のもとにAHAとヨーロッパ蘇生協議会（ERC）が中心となり、各国がリンクしたガイドラインが提唱された。ILCORは、米国の蘇生に関する潮流に刺激を受けて、もともとはヨーロッパで生まれた組織であるが、現在は、蘇生に関する各国の蘇生に関する団体をつなぐ組織として役割をはたしており、日本蘇生協議会（JRC; Japan Resuscitation Council）もILCORに加盟している。

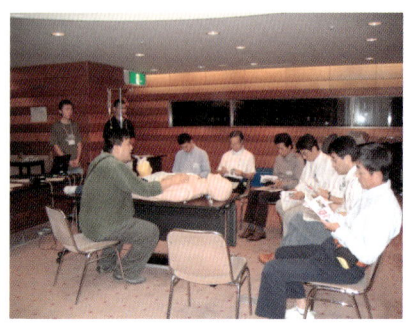

2 CoSTRと新しい日本版救急蘇生ガイドライン

 2005年11月には、ILCORの心肺蘇生に関わる科学的根拠と治療勧告コンセンサス（CoSTR）[2]が発表され、蘇生に関する研究による知見を検証し集大成した報告書が提示された。CoSTRの提示は、世界的に統一されたガイドラインを一律に各国に押しつけるものではなく、各国のガイドラインのおおもととなるエビデンスをその信頼性とともに示そうとする考えに基づくものである。

 これに伴い、わが国でも2006年から2007年のはじめにかけて、財団法人日本救急医療財団に日本版救急蘇生ガイドライン策定小委員会が組織された。ここでわが国のガイドラインの骨子が策定され、日本救急医療財団心肺蘇生法委員会を経て『救急蘇生法の指針』[3)4)]が出版された。この日本版救急蘇生ガイドラインはCoSTRに基づき、AHAおよびERCのガイドラインを参考にしながら、わが国での薬剤の認可や保険適応の状況、国情、救急医療体制などを考慮して、関連する専門学会からの委員が合宿を繰り返して素案を策定したものである。

 このような作業のなかで、たとえば蘇生における一次救命処置の重要性、とくに絶え間ない胸骨圧迫の重要性が強調され、概念が共有化されるとともに、従来、胸骨圧迫心臓マッサージと呼んでいた用語を"胸骨圧迫"にすることなど、用語の変更や統一も進んだ。ただし全体として、新しいガイドラインはよりシンプルでわかりやすく、現実の蘇生に役立つものになってきている。こうしたトレンドのなかで、蘇生のトレーニングコースの構築が進んでいる。DCLSコース構築は、蘇生ガイドラインの整備が推進されてきた以上のような経緯を背景としている。

〔平出　敦〕

【文 献】

1) Cummins RO, et al：Recommended guidelines for uniform reporting of data from out-of-hospital cardiac arrest: The Utstein style. Circulation 84：960-975, 1991.
2) Nolan J, et al：2005 international consensus on cardiopulmonary resuscitation and emergency cardiovascular care science with treatment recommendation. Resucitation 67：157-342, 2005.
3) 日本救急医療財団心肺蘇生法委員会監：改訂3版救急蘇生法の指針；市民用, へるす出版, 東京, 2006.
4) 日本救急医療財団心肺蘇生法委員会監：改訂3版救急蘇生法の指針；医療従事者用, へるす出版, 東京, 2007.

I部 イントロダクション

C 診療手順標準化の意義
Significance of standardization in medical practice

1 医療の質

　医療の質について議論をしようとすれば、治療の結果ないし治療成績がまず重要であることに異論はない。しかしそれらに加えて、たとえば患者の満足度なども勘案される。とくに、咬合や咀嚼といった食生活に直結する歯科関連の分野においてこのことは当然であろう。しかし、疾病や病態がどの程度に難しい治療対象であるのか、患者の年齢や合併症がどのようかなど、考慮すべき項目は少なくない。つまり、ある患者を治療しても、その結果が現在の全体的な水準からみれば、どの程度であり、それが妥当なのかどうか、だから満足できるのかできないのかなどは、現状ではわからない。そのためには、多くのデータを集積して、統計的なリスク調整を加えるなどをしなければならないからである。結局のところ、容易に比較したり評価したりすることはできないと言わざるを得ない。

　このような現状において「質のよい医療」とは、「医療における"あるべき姿"である」[1]という言い方がある。これに従うなら、医療に携わるわれわれに求められるのは、診療の過程で行うべきことをその通りに実行できることである。これは診療の過程を客観的に評価すること、つまり「その通りに実行できているか」をみるということである。このように診療の過程という側面から、その意味で医療の質を測ることができ、加えて今日のように情報化という時代背景にあることを鑑みると、求められる診療過程の水準とは、科学的根拠として達成できる、ないしその領域においてコンセンサスが得られている水準である。

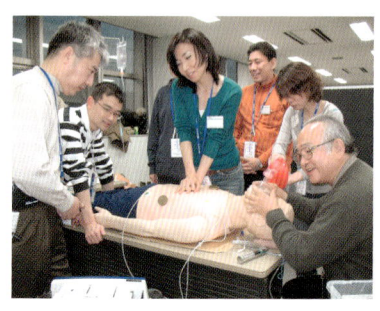

2 標準化の意義

このような観点から、ACLS (Advanced Cardiovascular Life Support, American Heart Association) やICLS (Immediate Cardiac Life Support, 日本救急医学会) などはまさに標準化された診療過程である。個々の医療施設でこれらを教育し、実践できていれば、それは標準的な診療過程を具体化させていると評価することができる。これらの標準的な方法論の実践により、まずは診療過程でのバラツキを減じることができる。その後、事後の検討などを通じて、標準化されている診療過程に次々と"バージョンアップ"を加えていけば、質の中央値（平均値）を高めることも可能となる（図1）[2]。

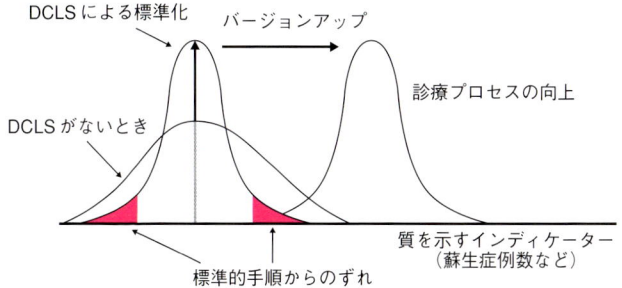

図1 診療プロセスの標準化→バージョンアップ→質の向上

以上から理解できることは、診療手順の標準化とは診療の質を向上させる第一歩であるということである。加えて重要なことは、他者からみて合理的な手順を実践できているとなれば、万が一に結果については満足が得られなくとも、経過については一定の評価に耐えられる内容であったことを患者家族に、また第三者にも説明ができるということである。したがって歯科診療中の危機管理について、つまり危機に遭遇した場合の診療過程ないし診療手順として"あるべき姿"を「あらかじめ関係する医療者または医療チームが学んでおくこと」の意義はきわめて大きいということが理解される。

〔有賀　徹〕

【文　献】
1) 郡司篤晃：医療の質の管理．医療システム研究ノート，丸善プラネット，東京，1998, p.131-155.
2) 伊藤弘人：医療評価の目的．医療評価，真興交易医書出版部，東京，2003, p.44-46.

Ⅰ部　イントロダクション

D DCLSコースデザイン
DCLS course design

　DCLSコースは、従来よりある救命処置講習を基本としてデザインされている。
　DCLSコースは日本版救急蘇生ガイドラインに準拠し、医療従事者用の指針に従う。

1　DCLSコースのデザイン

　DCLSコースは、日本救急医学会ICLSコース（**表1**）の認定基準を満たしつつ、より歯科領域に特化した学習内容とした二次救命処置講習である。学習の根拠とするテキストには本書を用いる。

表1　日本救急医学会　ICLSコースの目標

一般目標（GIO） 突然の心停止に対する最初の10分間の対応と適切なチーム蘇生を習得する 行動目標（SBOs） ・蘇生を始める必要性を判断でき、行動に移すことができる ・BLS（一次救命処置）に習熟する ・AED（自動体外式除細動器）を安全に操作できる ・心停止時の4つの心電図波形を診断できる ・除細動の適応を判断できる ・電気ショックを安全かつ確実に行うことができる ・状況と自分の技能に応じた気道管理法を選択し実施できる ・気道が確実に確保できているかどうかを判断できる ・状況に応じて適切な薬剤を適切な方法で投与できる ・治療可能な心停止の原因を知り、原因検索を行動にできる

（日本救急医学会・ICLS　Webサイトより）

ICLSコースは、**表2**の基準を満たしたうえで地域やコースディレクターにより様々なカリキュラムが工夫されている。
　DCLSコースも表2の基準を満たすことを前提に、歯科領域に関連の深い内容を扱うこととしている。DCLSコースの主催者は、日本救急医学会認定ICLSコースの認定申請を行う。

表2　ICLSコースの認定基準

- 「突然の心停止に対する最初の10分間の適切なチーム蘇生を習得すること」を学習目標に含む
- 実技を中心としたコースである
- スキルセッションと、シナリオセッションを含む
- 1グループ5〜6名を標準とする
- 認定コースディレクターがコースディレクターとなり、コースの質を保証する
- 各ブースに1名以上の認定インストラクターがおり、各ブースの質を保証する

（日本救急医学会・ICLS　Webサイトより）

　上記をふまえ、DCLSコースは**表3**のような内容を扱うことを必須とする。

表3　DCLSコースが扱う内容

- 気道異物に対する一次救命処置の実習
- 小児、乳児の一次救命処置の実習
- 顎間固定の緊急解除
- 外科的気道確保の知識
- 経鼻挿管の知識
- 歯科診療でみられるさまざまな病態の知識
　　迷走神経反射、過換気症候群、アナフィラキシー、局所麻酔中毒

　DCLSコースのカリキュラム（時間割、各セッションの目標）の一例を**表4a,b**に示す。

表4a　DCLSコース　時間割の例

	グループ1	グループ2	グループ3	グループ4	グループ5	グループ6	グループ7	グループ8
08:00〜	打ち合わせ（ブースリーダー）							
08:15〜	打ち合わせ（インストラクター／チューター）							
〜08:50	受付							
09:00〜09:20	イントロダクション							
09:20〜09:25	アイスブレーキング・会場オリエンテーション（各グループ）							
	【スキルセッション】160分							
09:30〜10:10	BLS	BLS	BLS	BLS	気道管理(B1)	気道管理(B2)	モニター・電気ショック(D1)	モニター・電気ショック(D2)
10:10〜10:15	(適宜5分休憩)	(適宜5分休憩)	(適宜5分休憩)	(適宜5分休憩)	休憩			
10:15〜10:55	(A1)	(A2)	(C1)	(C2)	モニター・電気ショック(D1)	モニター・電気ショック(D2)	気道管理(B1)	気道管理(B2)
10:55〜11:05	休憩							
11:05〜11:45	気道管理(A1)	気道管理(A2)	モニター・電気ショック(C1)	モニター・電気ショック(C2)	BLS	BLS	BLS	BLS
11:45〜11:50	休憩				(適宜5分休憩)	(適宜5分休憩)	(適宜5分休憩)	(適宜5分休憩)
11:50〜12:30	モニター・電気ショック(C1)	モニター・電気ショック(C2)	気道管理(A1)	気道管理(A2)	(B1)	(B2)	(D1)	(D2)
12:30〜12:40	休憩							
12:40〜13:10	実技試験							
	(C)		(A)		(D)		(B)	
13:10〜14:00	【昼食】50分							
	【シナリオセッション】140分〈Case 1, 2, 3, 4, 5〉							
14:00〜14:30	チームBLS							
	(D)		(B)		(C)		(A)	
14:30〜14:40	休憩							
14:40〜16:40	チームALS（適宜10分休憩）							
	(A)		(C)		(B)		(D)	
16:40〜17:00	【修了式】							
17:00〜	見送り、反省会（全スタッフ）							

表4b　各セッションでの目標の例

スキルセッション	BLS	① 有効な胸骨圧迫ができる ② 気道確保と、マスクタイプの感染防護具を使用した適正な換気ができる ③ 救急システムの起動とCPR開始の判断ができる ④ 絶え間ない胸骨圧迫に配慮しながら成人のCPRが行える ⑤ 循環再開後に適切な処置ができる ⑥ AEDの電極パッドを正しく装着し、安全に除細動を行える ⑦ 気道異物に対処できる ⑧ 小児・乳児の一次救命処置が行える ⑨ 「主に市民によるBLS」の手順との違いを説明できる ⑩ 医療従事者から市民までにBLSを指導できる
	気道管理	① 酸素投与（経鼻カニューレ・マスク）の方法とリザーバーの意義がわかる ② 下顎挙上法による気道確保の適応がわかり実施できる ③ バッグ・バルブ・マスクの組み立てができる ④ バッグ・バルブ・マスクを使った換気（両手法・片手法）ができる ⑤ 輪状軟骨圧迫を行える ⑥ 気管挿管の準備ができる ⑦ 気管挿管を体験する ⑧ 気管挿管経験をもとに、よりよい挿管介助について考察できる ⑨ 気管挿管が正しく行われたことの確認ができる ⑩ 気管内チューブ以外の気道確保器具を知る
	モニター・電気ショック	① モニター付除細動器を使用できる ② 心停止の4つの波形を判断できる ③ フラットラインプロトコールに従った確認ができる ④ 早期除細動の重要性がわかる ⑤ 安全に電気ショックを行える ⑥ 除細動器ごとに、適切なエネルギー量を選択できる ⑦ 胸骨圧迫の中止を最小限にするリズムチェックと電気ショックを行える
実技試験		CPRの手順を中心に実技試験を行う
シナリオセッション	チームBLS	① 胸骨圧迫・マスク換気といった基本スキルをチーム蘇生でも実践できる ② 互いに役割を分担し、チームワークよく蘇生をすすめることができる ③ 蘇生現場に到着した蘇生専門の医療チームやその他応援者に状況を説明できる
	チームALS	④ 胸骨圧迫の中止を最小限にするリズムチェックと電気ショックを指示できる ⑤ 静脈路を確保し、適切なタイミングで薬剤の準備・使用を指示できる ⑥ 高度な気道確保の適応を理解し、実施できる ⑦ 心拍再開後の患者の評価ができる ⑧ 心停止の原因検索の重要性がわかり、蘇生現場でとるべき行動を考察できる ⑨ 時計やストップウォッチ、タイマーを使用して蘇生現場の時間管理ができる ⑩ 蘇生時の記録をとることができる

D. DCLSコースデザイン

2 歯科診療スタッフ向けコースへの展開
—DCLS miniコースのデザイン—

　DCLSコースは、歯科医師を主な受講対象としてデザインされている。しかし、蘇生は歯科医師のみでできるものではない。歯科衛生士や歯科助手、歯科技工師等、歯科診療に従事するスタッフも蘇生処置に加わり、あるいは第一発見者となって単独で初期対応を行う場面もあろう。すべてのスタッフが基本的な心肺蘇生の知識と技術を身につけることが大切である。

　こうした歯科診療スタッフ向けの蘇生コースとして、DCLS miniコースを設定した。

　DCLS miniコースは、"業務の内容や活動領域の性格から一定の頻度で心停止者に対し、応急の対応をすることが期待・想定される者（以下、一定頻度者）"を受講対象とした、AEDの使用方法を含む心肺蘇生講習としてデザインしている。扱う内容は、市民用（普段蘇生に従事しない者用）の『救急蘇生法の指針』に準ずる。

　日本救急医療財団心肺蘇生法委員会のまとめた講習内容は表5のとおりであり、知識の確認（筆記試験）・実技の確認（実技試験）を含む220分の講習として設計されている。

　とくに、DCLS miniコースは表6のような内容を扱うことを必須とする。

表5　一定の頻度で対応することが想定される者のための自動体外式除細動器（AED）講習

【一般目標】 1. 救命の連鎖と早期除細動の重要性を理解する 2. AED到着までの基本的心肺蘇生処置が実施できる 3. 正しくAEDを作動させ、安全に使用できる 4. 業務の中でのAEDの位置づけについて理解する
【留意事項】 ○筆記試験および実技試験については、客観的評価を行い、原則として試験の結果により内容の80％以上を理解できたことを合格の目安とすること。 ○講習対象者の活動領域等に応じたシナリオの作成等、講習内容の創意工夫を行うこと。 ○2年から3年間隔での定期的な再講習を行うこと。 ○効果的かつ質の高い実習を行うために、受講者と用いる教材・機材等の配置については5：1以内が望ましいこと。 ○効果的かつ質の高い実習を行うために、受講者と指導者の配置については10：1以内が望ましいこと。

（平成16年8月16日　医政指発第0816002号　「自動体外式除細動器（AED）の講習内容の取りまとめについて」より引用、一部略）

表6　DCLS miniコースの内容

・気道異物に対する一次救命処置の実習 ・小児、乳児の一次救命処置の実習 ・歯科診療でみられるさまざまな病態の知識 　　迷走神経反射、過換気症候群、アナフィラキシー、局所麻酔中毒

DCLS miniコースのカリキュラム（時間割、各セッションの詳細な内容）の例を**表7a, b**に示す。

表7a　DCLS miniコース時間割の例

```
13：00〜13：15（15）
　イントロダクション

13：15〜15：40（145）
　一次救命処置の実技
　（うち15分休憩）

15：40〜16：40（60）
　知識の確認（筆記試験）
　実技の評価（実技試験）
```

表7b　各セッションの詳細な内容の例

```
イントロダクション
　コースの目的・概説のほか、次の内容を含むこと
　① 胸骨圧迫のみの心肺蘇生も有効
　② AEDによる早期除細動の意義
　③ 救命の連鎖
　④ 感染対策
　⑤ 突然死につながる心臓発作や脳卒中への対応
　⑥ 歯科診療でみられるさまざまな病態の知識
```
```
一次救命処置の実技
　心肺蘇生
　（スキル）
　　① 胸骨圧迫
　　② マスクタイプの感染防護具を用いた人工呼吸
　　③ 胸骨圧迫と人工呼吸の組み合わせ
　心肺蘇生
　（シナリオ）
　　① 反応の確認と通報
　　② 気道確保（頭部後屈あご先挙上）
　　③ 呼吸の確認・心肺停止の判断・死戦期呼吸
　　④ 回復体位
　AEDの使用方法
　（シナリオ）
　　① AEDの操作手順
　　② 特殊な状況
　　　（ショック非適応のシナリオも実施すること）
　異物除去
　　① 気道異物除去
　小児・乳児の心肺蘇生
　　① 救助者が一人のときの通報と心肺蘇生の優
　　　先順位
　　② 胸骨圧迫
　　③ AEDの扱い
　　④ 乳児の気道異物への対応
```
```
知識の確認（筆記試験）
実技の評価（実技試験）
```

〔丹下　大祐〕

I部　イントロダクション
E シミュレーション研修における参加者の保護
Privacy management in simulation training

　DCLSをはじめとして、ダミー人形や模擬患者を使用した医療現場のシミュレーション研修が各所で行われている。シミュレーション研修は、失敗が許される環境下で繰り返し訓練を行うことが可能で、結果として実際の医療現場における判断や手技がより向上することが利点である。医療系教育機関の学生や卒後初期臨床研修などにおいて現場で即役立つ知識・技術を身につける場としてのシミュレーション研修が広く受け入れられているのは周知の事実である。今後は、現任教育、一定の期間ごとのスキルの維持、生涯教育などに幅広く応用されるシステムである。

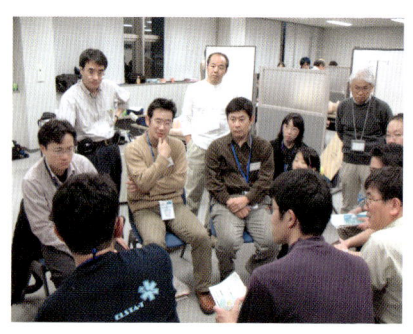

　こうした研修では学習効果を深めるため、または受講者の習熟度を測るために、困難な設定でのシミュレーションを導入することがある。当然、その研修過程では不適切な判断や誤った指示など失敗にいたる場合もあるが、適切な指導のもとに、こうした失敗を通じてその改善のためにどのような対策が可能かを自由に議論するのも、シミュレーション学習の欠くべからざる要素である。

　その一方で、シミュレーションとはいえ失敗したことによって、自らの知識・技術に対する批判が周囲から起こることを恐れるために、失敗は許されないという過緊張の状態に陥る場合もある。さまざまな医療機関からさまざまな職種のスタッフ・受講者が集まる場所で、シミュレーションとはいえ診療行為を行うときに、不安を覚えるのは当然である。こうした不安は、経験の長いまたは指導的立場にある医師や看護師に限らず誰でも多少は感じるものであり、こうした不安を解消することがコース主催者には求められる。また個人情報保護の意味からも参加者・スタッフの情報も保護されるべきである。

　このため、国内外のコースでは、「参加者保護のための同意書」（図2）への署名をもって、スタッフ・受講者問わず、一定の合意を得ることをコース参加の前提とすることが推奨される。

〔奥寺　　敬〕

DCLSコース参加者の保護に関する同意書

○○DCLSコース

　DCLS コースは、シナリオを用いたシミュレーショントレーニングを行うことを通じて、実際の現場でより適切な判断ができるようになることを目的としています。この目的を達成するためにより困難な課題が提示されることがあり、その中で受講者が不適切な判断を行うこともありえます。

　こうした失敗について振り返り改善策を見つけることこそ、シミュレーショントレーニングの大きな意義の一つです。そうしたエピソードがコース外で広まり、受講者が不適切な批判にさらされることは、本コースの使命と目的に反するだけでなく、学ぼうとする過程全てを妨げるものです。

　そこで、コース参加にあたってすべてのスタッフ・受講者に、「安心して失敗でき、その失敗から新たなことを学べる」コースづくりのため、コース内で行われたことに関するあらゆる情報（参加者の個人情報も含む）についてコース以外で口外しないことについて書面での同意を求めます。

　また、コースではプログラムの改善のため、スタッフおよび受講者に対して写真・映像記録やアンケートを実施しますが、これらは必要に応じて個人を特定できないようにして利用し、上記のような批判にさらされるような使用はしません。これらの資料は、教育、研究、または、医療従事者向けトレーニングコースの需要調査やコース紹介のみに用います。

　この文章を読んで理解し、本コースでの参加者の保護に関する方針について同意される方は、下記にサインをしてください。

[サイン欄]

署名＿＿＿＿＿＿＿＿＿＿＿＿＿＿＿　　楷書＿＿＿＿＿＿＿＿＿＿＿＿＿＿＿

署名＿＿＿＿＿＿＿＿＿＿＿＿＿＿＿　　楷書＿＿＿＿＿＿＿＿＿＿＿＿＿＿＿

署名＿＿＿＿＿＿＿＿＿＿＿＿＿＿＿　　楷書＿＿＿＿＿＿＿＿＿＿＿＿＿＿＿

署名＿＿＿＿＿＿＿＿＿＿＿＿＿＿＿　　楷書＿＿＿＿＿＿＿＿＿＿＿＿＿＿＿

署名＿＿＿＿＿＿＿＿＿＿＿＿＿＿＿　　楷書＿＿＿＿＿＿＿＿＿＿＿＿＿＿＿

署名＿＿＿＿＿＿＿＿＿＿＿＿＿＿＿　　楷書＿＿＿＿＿＿＿＿＿＿＿＿＿＿＿

署名＿＿＿＿＿＿＿＿＿＿＿＿＿＿＿　　楷書＿＿＿＿＿＿＿＿＿＿＿＿＿＿＿

　　　　年　　　月　　　日　　コースディレクター＿＿＿＿＿＿＿＿＿＿＿＿

図2　参加者保護に関する同意書の例

Ⅱ部　一次救命処置（Basic Life Support）

A 一次救命処置アルゴリズム
Algorithm of basic life support

1　救命の連鎖とBLS

　心肺停止患者の呼吸・循環機能を維持するために、「胸骨圧迫と人工呼吸」による心肺蘇生（CPR; Cardiopulmonary Resuscitation）が行われる。

　心肺停止に陥った患者を救命するためには、①通報と応援や資器材の手配、②心肺蘇生（CPR）、③電気的除細動、④薬剤などを使用した高度な治療、の4つが迅速かつ円滑に連携されることが必要である（図3）。

　この救命の連鎖のうち初めの3つの輪で示される、簡易な器具以外の医療資材を用いない救命処置を一次救命処置（BLS; Basic Life Support）とよぶ。

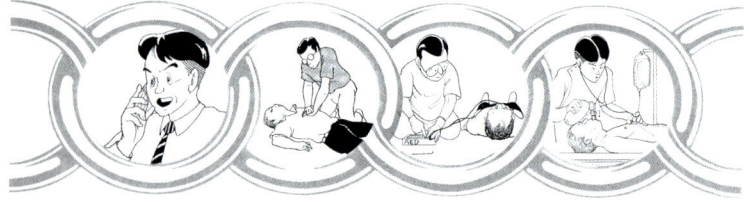

迅速な通報　　迅速な心肺蘇生　　迅速な除細動　　二次救命処置

図3　救命の連鎖（成人）
日本救急医療財団心肺蘇生法委員会監：改訂3版救急蘇生法の指針2005（医療従事者用），へるす出版，東京，2007

2 一次救命処置のアルゴリズム

BLSの手順は、**図4**のようなアルゴリズムで示される（ALSを習得した医療従事者が行う場合）。

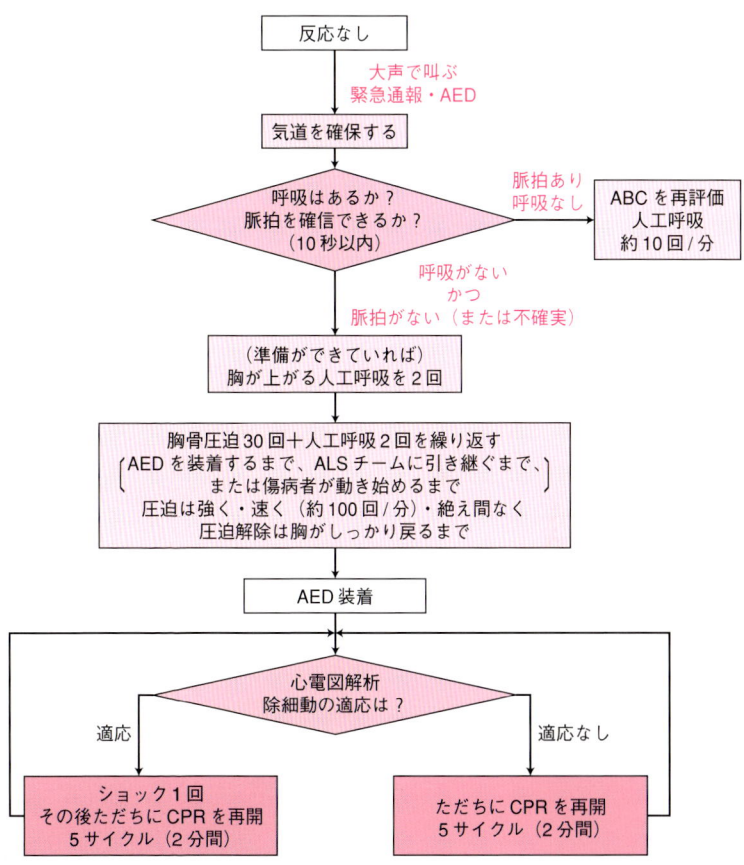

図4 日常的に蘇生を行う者のBLSアルゴリズム（成人）
日本救急医療財団心肺蘇生法委員会監：改訂3版救急蘇生法の指針2005（医療従事者用），へるす出版，東京，2007

A．一次救命処置アルゴリズム　　**17**

3　一次救命処置の手順

■① 反応を確認する

　患者の肩をやさしく叩きながら、大声でよびかける。

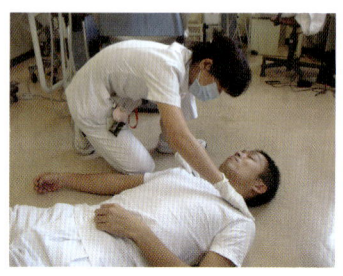

■② 大声で叫んで周囲の注意を喚起する

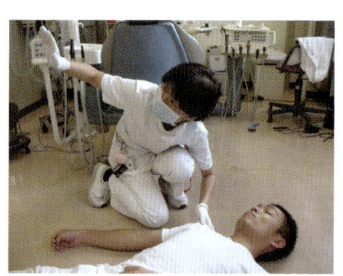

■③ 応援要請と資器材の手配

　そばに誰かがいれば、応援のための人員と必要な資器材（とくにAEDまたはモニター付き除細動器）を手配するように依頼する（依頼内容は、状況によりさまざまである）。

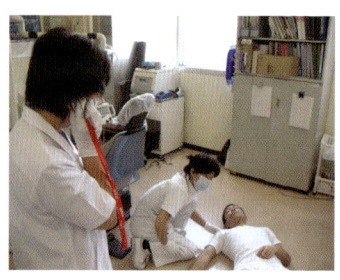

● 救助者が一人の場合の対応（発見時）

　救助者が一人だけの場合は、CPRの開始よりも資器材の手配を優先する（ただし、心肺停止が呼吸原性であることが強く疑われる場合は、まず約2分間のCPRを行う）。

④　心肺停止の判断

　まず、患者をあおむけにして頭部後屈あご先挙上法で気道を確保する（p.30参照）。

　患者の呼吸と脈拍とで、CPRが必要か否かを判断する。呼吸は、見て・聞いて・感じて10秒以内で観察する。この間に脈拍があることを確信できない場合には、心肺停止と判断する（p.34参照）。

　ただし、脈拍の触知と評価に自信がない場合には、脈拍の評価を省略し、呼吸状態のみで判断してよい。

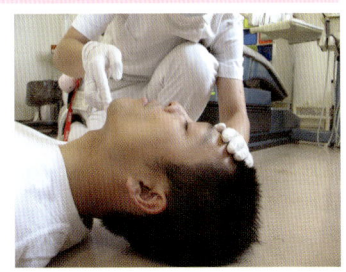

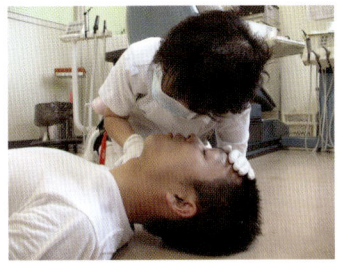

⑤ 人工呼吸

気道確保をしながら、人工呼吸を2回行う（p.30〜32参照）。

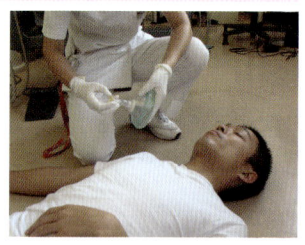

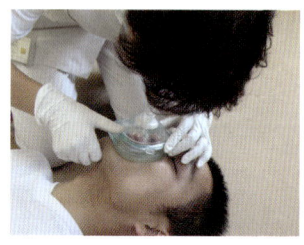

⑥ 胸骨圧迫

p.33を参照。

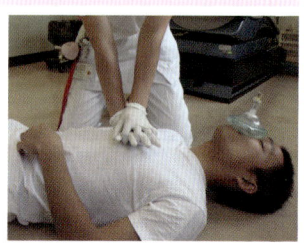

- **CPRの開始**

    CPRは堅い床や堅牢なストレッチャーの上で行う。ベッド上では背板を使用する。人工呼吸にあたっては感染防護具を用いるべきであるが、ただちに準備できない場合は胸骨圧迫から開始する。

- **胸骨圧迫を行わない人工呼吸**

    反応がなく、呼吸がないが脈拍を確実に触知できる場合は、約10回/分の人工呼吸を行い、少なくとも2分おきに脈拍が確実に触知できることを確認する。

■⑦　胸骨圧迫と人工呼吸の組み合わせ（CPR）

　胸骨圧迫30回と人工呼吸2回のサイクルを繰り返す（同期CPR）。二人以上で行うときは役割を分担する。高度な気道確保（p.62参照）がなされた場合には、胸骨圧迫を中断しない非同期CPRとする（p.35参照）。

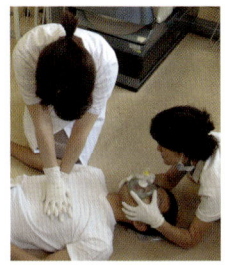

■⑧　AED到着後のCPR

　可能な限りCPRを続けながら除細動の準備を行い、胸骨圧迫の中断から電気ショックが行われるまでの時間を最小限にする（p.38参照）。

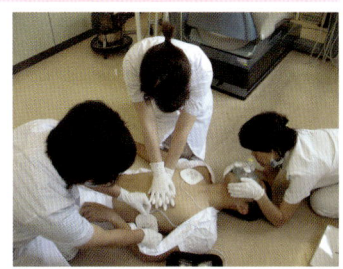

■⑨　CPRの継続

　CPRは、ALSチームに引き継ぐまで、または患者が動きはじめるまで繰り返す（p.36）。AEDが再度解析を始めたら、メッセージに従う。

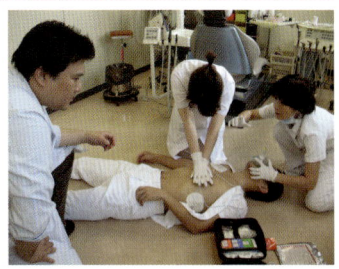

4 【参考】主に市民が行う一次救命処置の手順

日常的に救急蘇生を行う立場にない医療従事者では、図5に示すような「主に市民が行う一次救命処置の手順」に従って蘇生を行ってよい。日常的に蘇生を行う者によるBLSとの主な相違点について表8に示す。

また、DCLSを習得した受講者は、市民レベルの心肺蘇生法の指導的立場となる。このため、図5の手順についても熟知することが必須である。

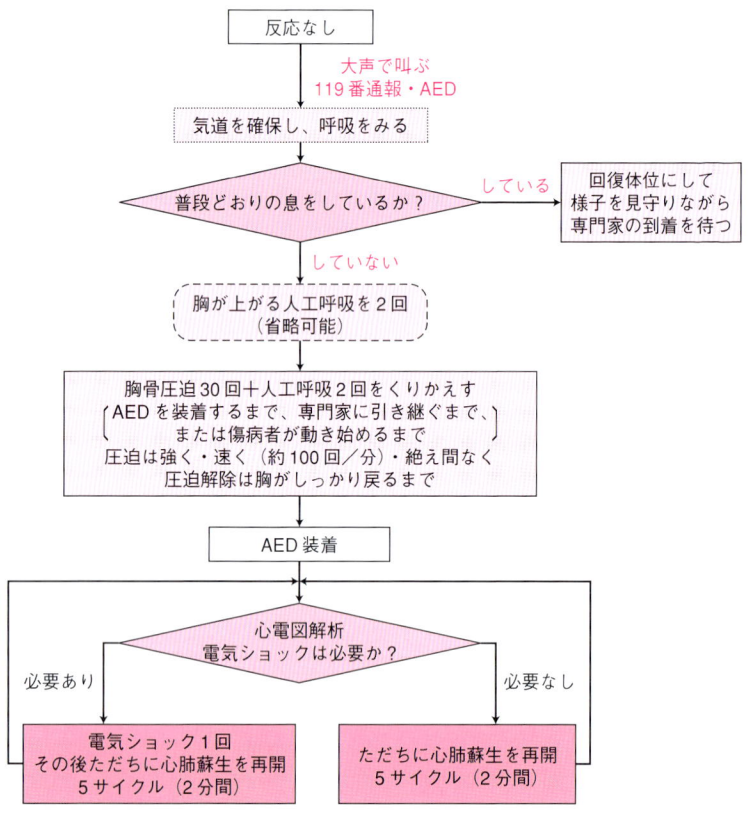

図5 主に市民が行う一次救命処置の手順
日本救急医療財団心肺蘇生法委員会監：改訂3版救急蘇生法の指針2005（市民用・解説編），へるす出版，東京，2007

表8　市民によるBLSの、日常的に蘇生を行う者によるBLSとの違い

- 8歳以上を成人として扱う（AEDの成人用パッドの適応に合わせてある）
- 救助者が一人の場合、心肺停止の原因が心原性か呼吸原性かにかかわらず、成人では通報を心肺蘇生より優先し、小児・乳児では心肺蘇生を通報より優先する
- 心肺停止の判断は正常な呼吸の有無のみで行う（頸動脈を触れずに呼吸だけで判断）
- 胸骨圧迫と人工呼吸の回数比は、年齢にかかわらずすべて30：2とする
- 小児のAEDは成人と同様、届きしだいすぐに使用する

〔丹下　大祐・奥寺　　敬〕

Ⅱ部　一次救命処置（Basic Life Support）

B 成人の一次救命処置
Adult basic life support

■患者はストレスを抱えながらやってくる

　歯科ユニット上での治療を快適なものとしてとらえる患者はほとんどいない。たとえば、抜歯を宣告された前夜からすでに緊張状態になる人、また不快な幼児体験などから、歯科治療が行われていないうちからすでに交換神経が張り詰めている場合がある。それゆえ、歯痛を数日間こらえている間に、寝不足や脱水、疼痛ストレスなど、疼痛閾値の低下をきたす要因が集まってきている。ユニットに座ったとたん痛み、不安、恐怖などからストレスが増し、未処置の段階から血圧上昇、頻脈となる場合も少なくなく、歯科治療が思わぬ合併症やトラブルの引き金となり得る。

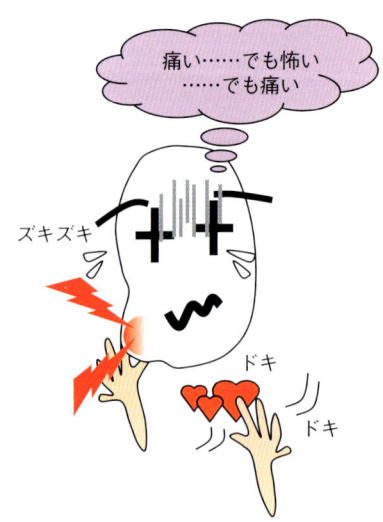

歯科治療は「怖い」「痛い」と思われている！

■歯科診療中患者が急変したらどう対処すべきか

　歯科治療を目的に受診する年齢層は、幼児から超高齢者に至るまでさまざまである。有病者や高齢者の増加から歯科を受診する有病者の率も増加してきている。また外来外科処置がもっとも多く、乳児や幼児にとっては生涯で初めて局所麻酔や投薬を受けるのが歯科治療の場合が多いとされる。そのため"歯科診療中の急変"に遭遇する機会も増えている。
　そこで患者の急変あるいは危機に遭遇した際、あなたが行うべき対応を『救急蘇生法の指針2005』に基づいて確認してみよう。

歯科治療時の急変

あなたの診療室で、スタッフの一員があわててあなたを呼びにきた。
「先生、さっき局所麻酔をした方が胸が苦しいと言って床に倒れています」
さて、あなたは何をすべきか？

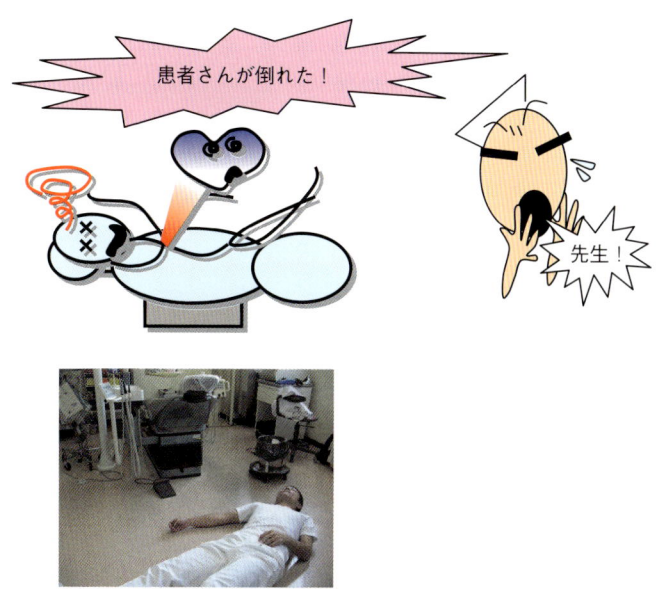

B. 成人の一次救命処置

①倒れた人（急変した人）をみかけたら まず周囲の安全と感染防御

人が倒れていたら必ず周囲の安全を確認し、感染防御に配慮したうえで近づいていく必要がある。

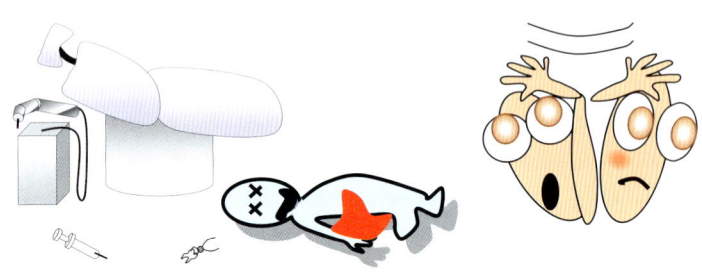

②近づいたら次に反応を確認し、人と物を集める

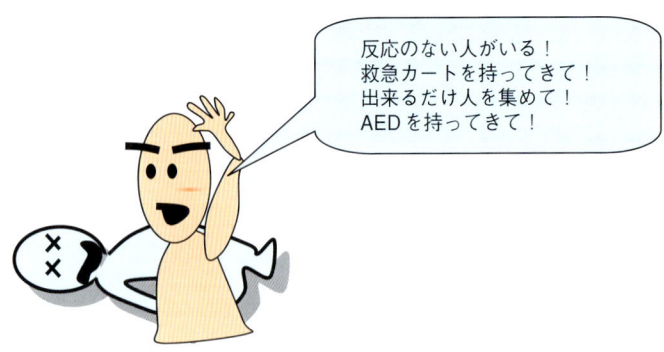

肩をたたき声をかけ、反応を確認する。反応がなければ数人の助け（救急コール）を呼び、救急カート、AEDか除細動器の手配を要請する（大声で叫んでも誰も来ない場合は、発見者が応援要請と資器材の手配を行わなければならない）。

③人と物を要請した後は呼吸・脈を確認する

次に呼吸の確認を行う。気道を確保*し、10秒間で胸の上がりをみて、耳で呼吸音を聞き、頬で呼気を感じることで呼吸の有無を確認する。

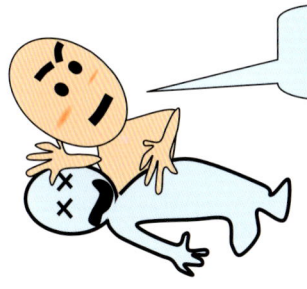

> 気道を確保し、「見て、聞いて、感じて」呼吸を確認

*気道の確保（頭部後屈あご先挙上）：舌根沈下による気道閉塞に対し頭部を後屈し、あご先を上げて気道を確保する（頭頸部に明らかな外傷がない場合）。

④呼吸がなければ2回の人工呼吸を行う

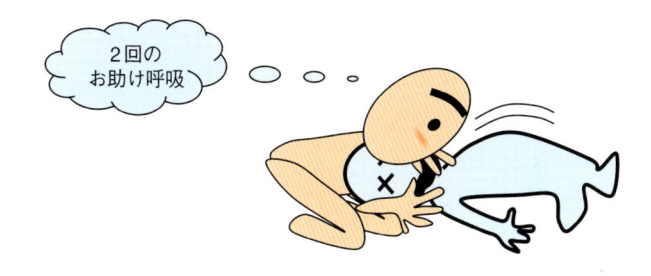

> 2回のお助け呼吸

⑤すぐに胸骨圧迫を開始する

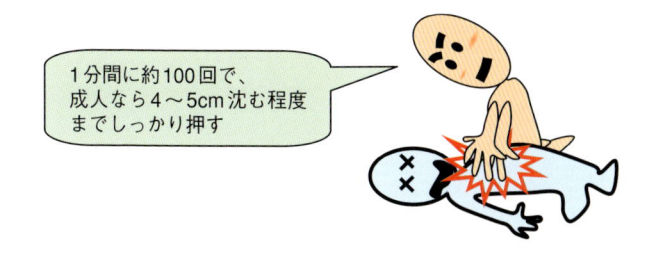

> 1分間に約100回で、成人なら4～5cm沈む程度までしっかり押す

B．成人の一次救命処置

1 反応の確認

・人が突然倒れたり、倒れている人を発見した場合には、反応を確認する。

　反応を確認するときには、周囲の安全を確認する必要がある。閉め切った室内などで空気が悪いなどの状況がある場合は、まず安全確保をすることを優先する。

　周囲が安全であれば、肩をやさしく叩き「もしもしどうされましたか、わかりますか?」と声をかけて反応をみる。開眼する、発声する、払いのけるなどの合目的な動作が認められなければ「反応なし」と判断し、次の「気道確保と人工呼吸」に進む。突発性の心停止では、脳虚血による全身痙攣を起こすことがある。痙攣に伴う四肢の動きは、合目的な動作ではなく、「反応なし」として対応する。

コラム　意識レベルの見かた

　意識レベルの客観的な判定法はいくつかの方法が提唱され、救急現場で用いられている。主に欧米の救急隊が用いるAVPU、国内の救急隊が用いるジャパン・コーマ・スケール（JCS）、頭部外傷を対象として開発され脳神経外科領域で用いられているグラスゴー・コーマ・スケール（GCS）、救急外来での意識障害を対象として開発されたエマージェンシー・コーマ・スケール（ECS）などがある。

AVPU

A（alert）	意識清明
V（response of vocal stimuli）	呼びかけに反応する
P（response of pain stimuli）	痛み刺激に反応する
U（unresponce）	反応しない

ジャパン・コーマ・スケール（JCS、3-3-9方式による意識障害の分類）

I．刺激しなくても覚醒している（1桁で表現）	
1	だいたい意識清明だが、今ひとつはっきりしない
2	時、場所または人物がわからない
3	名前または生年月日がわからない
II．刺激すると覚醒する―刺激を止めると眠り込む（2桁で表現）	
10	普通の呼びかけで容易に開眼する
20	大きな声または身体を揺さぶることにより開眼する
30	痛み刺激を加えつつ呼びかけを繰り返すと、かろうじて開眼する
III．刺激しても覚醒しない（3桁で表現）	
100	痛み刺激に対し、払いのけるような動作をする
200	痛み刺激に対し手足を動かしたり、顔をしかめる
300	痛み刺激に反応しない

コラム

エマージェンシー・コーマ・スケール (ECS)

Ⅰ桁	覚醒している	
	（自発的な開眼、発語または合目的動作をみる）	
	見当識あり	1
	見当識なし　または発語なし	2
Ⅱ桁	覚醒できる	
	（刺激による開眼、発語または従命をみる）	
	呼びかけにより	10
	痛み刺激により	20
Ⅲ桁	覚醒しない	
	（痛み刺激でも開眼、発語および従命がなく、運動反応のみをみる）	
	痛みの部位に四肢を持っていく、払いのける	100L
	引っ込める（脇を開けて）または顔をしかめる	100W
	屈曲する（脇を閉めて）	200F
	伸展する	200E
	動きがまったくない	300

グラスゴー・コーマ・スケール (GCS)

評価項目	分類	スコア
E：開眼	自発的に	4
	言葉により	3
	痛み刺激により	2
	開眼しない	1
V：最良言語反応	見当識あり	5
	混乱した会話	4
	不適当な単語	3
	無意味な発音	2
	発声がみられない	1
M：最良運動反応	指示に従う	6
	痛み刺激部位に手足をもってくる	5
	痛みに手足を引っ込める（逃避屈曲）	4
	上肢を異常屈曲させる（除皮質硬直）	3
	四肢を異常伸展させる（除脳硬直）	2
	まったく動かさない	1

2　気道確保と人工呼吸

・呼吸が確認できない場合、仰臥位にして頭部後屈あご先挙上で気道を確保する。

■舌根沈下による気道閉塞

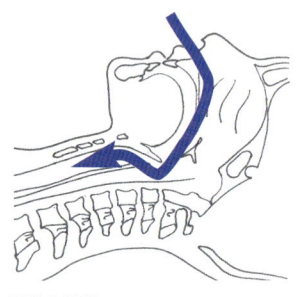

通常の状態
通常意識のある仰臥位状態では舌と顎・咽頭周囲の筋肉は緊張し、気道を塞ぐことはない。

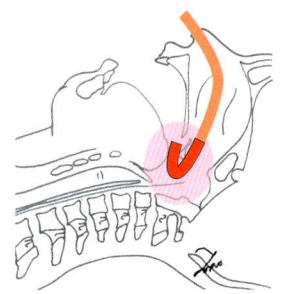

舌根による閉塞
意識を失った場合、顎や頸、舌の周囲筋は緊張を失い、舌骨は咽頭部に押されて舌根が落ち、気道の狭窄が起こる。

■気道確保

舌根沈下による気道閉塞に対し頭部を後屈し、あご先を上げ気道を確保する（頭頸部に明らかな外傷がない場合）。

1）頭部後屈あご先挙上法

頭部を後屈し（スニッフィングポジション）、あご先を上げることで気道を確保することができる。

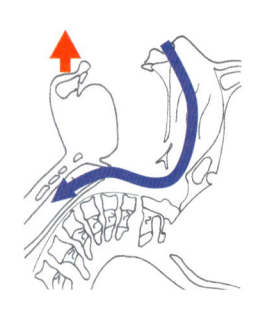

■人工呼吸

呼吸がなければ2回の人工呼吸を行い、すぐに胸骨圧迫に移る。

1）2回の人工呼吸

呼吸がない、または死戦期呼吸ならば、気道を確保しながら人工呼吸を2回行う。

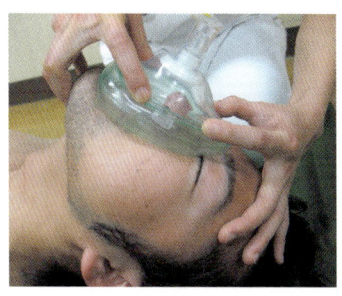

2）送気方法

フェイスシールド、ポケットマスク、バッグ・バルブ・マスク（BVM）を使って行う。

送気量の目安は患者の胸が上がるのを確認できる程度とし、1秒かけて送気する。胸が下がったら2回目の送気を行う。

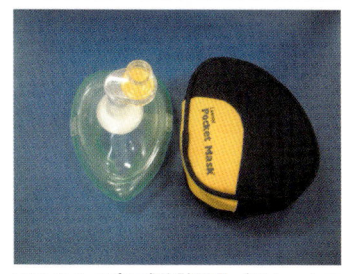

マスクタイプの感染防護具（ポケットマスク）

3）フェイスシールドを使いこなす

フェイスシールドのフィルター（あるいは弁）の部分を患者の口に置く。頭部後屈あご先挙上を維持したまま、患者の鼻をつまみ鼻孔から空気が漏れないようにする。患者の口と自分の口が交差するように位置し、自分の口を大きく開け、シールドの上から患者の口を覆ってふさぎ、送気を行う。フェイスシールドは折りたためるため、携行に大変便利である。

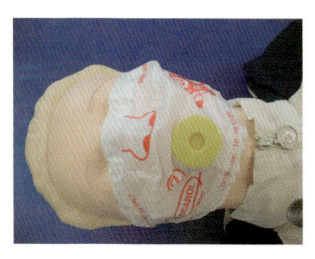

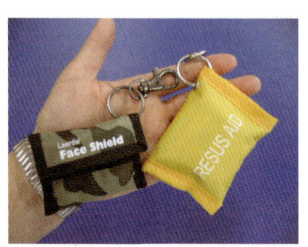

B．成人の一次救命処置

4）マスクを使いこなす

「シミュレーションによりマスクでうまく換気ができない」ときは送気がマスクから漏れているか、気道の確保が不十分な場合である。漏れる場所は眼裂内側と、口角が主である。マスクの漏れを防ぐには母指と示指でマスク縁を押さえ、残りの指で下顎を挙上する。指の形がアルファベットのEとCにみえることからEC法という。

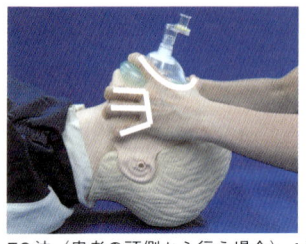

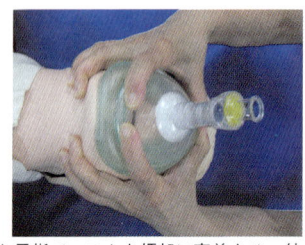

EC法（患者の頭側から行う場合）：両母指と示指でマスクを頬部に密着させ、他の3指で下顎を挙上する

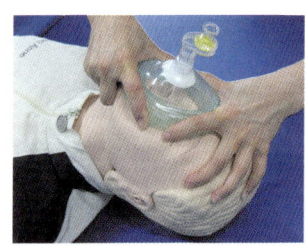

EC法（患者の横から行う場合）

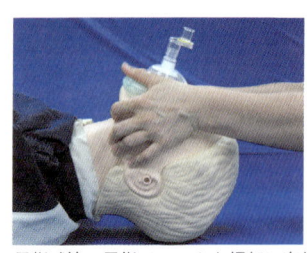

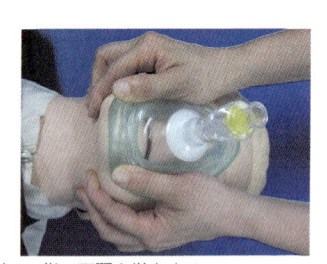

母指球法：母指でマスクを頬部に密着させ他の4指で下顎を挙上する

5）送気できない場合

1回目の送気で胸が上がらなければ、気道確保をやり直し、2回目の送気を行う。2回とも胸の上がりが悪くてもそれ以上は人工呼吸への努力を行わず、胸骨圧迫を開始する。

3 胸骨圧迫

- 2回の人工呼吸が終わったら、ただちに胸骨圧迫を開始する。
- 絶え間ない胸骨圧迫が心肺蘇生の基本である。

■有効な胸骨圧迫（テンポ・圧）

1) 位　置
圧迫の位置は乳頭と乳頭を結ぶ線上の真ん中に、どちらか一方の掌の付け根部分を接触させる。

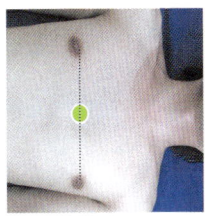

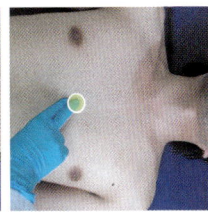

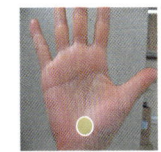

掌の付け根：
胸骨幅を超えない範囲

2) テンポ
圧迫は1分間に約100回のテンポで行う。
3) 圧の強さ
両掌を上下に重ね、胸骨が4～5cm沈む程度に圧迫する。
4) 場　所
患者を堅い床や背中に板を敷いて行う。

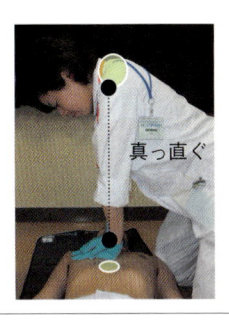

真っ直ぐ

●冠灌流圧（CPP）
冠（動脈）灌流圧（CPP：Coronary Perfusion Pressure）は拡張期大動脈圧と拡張期右心房圧の差である。心肺蘇生中のCPPは質の高い心肺蘇生が行われた場合でも25mmHg程度とされ、正常値に比べて非常に低い。これまでの研究によれば、蘇生によって自己心拍再開した患者はそれ以外の患者に比べてCPPが有意に高いこと、また心拍が再開した患者のすべてのCPPは15mmHg以上であったことから、CPPを高く保つような胸骨圧迫を行う必要がある。

B．成人の一次救命処置

4 CPRとその開始・継続

■CPR開始の判断

　正常な呼吸がなく、脈拍を確信できなければ人工呼吸からCPRを開始する。ただし、脈拍の評価に自信がない場合は、脈拍の触知を省略して呼吸の評価に専念し、正常な呼吸がなければ心肺停止としてよい。

1）気道確保
　①掌で額を押さえ、②もう一方の手の示指と母指で頤を持ち、前上方へ挙上する。

2）呼吸の確認
　気道の確保を行いながら、耳を患者の口に近づける。胸部の上下を「見て」、空気の流れを耳で「聞いて」、頬で「感じて」、正常な呼吸の有無を10秒間で観察する。
　注意：死戦期呼吸[*1]の場合は呼吸停止と同様に対応する。

3）脈拍の触知
　呼吸の確認と同時に、頤にかけた指（あるいは額の掌のどちらか）をいったん離し、③頸動脈を触知する[*2]。呼吸を観察する10秒間の間に脈拍を確信できなければ、心肺停止と判断する。

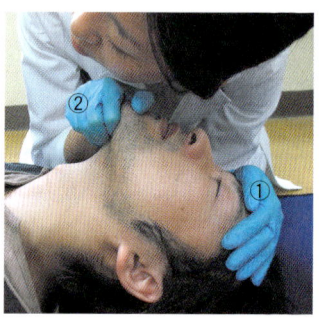

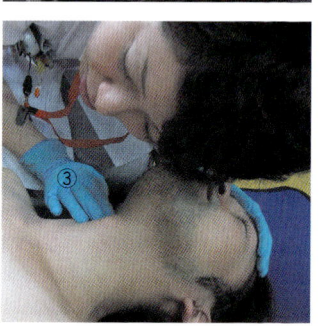

[*1] 死戦期呼吸：心停止が起こった場合、時折みられる不規則な胸の上がり。

[*2] 頸動脈の触知：示指・中指で甲状軟骨を触れ外側に滑らせ、胸鎖乳突筋と甲状軟骨の間を押さえる。

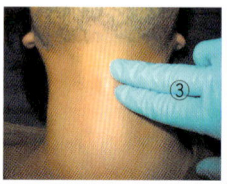

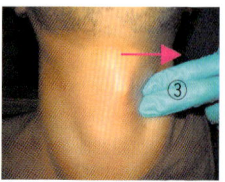

■胸骨圧迫と人工呼吸の組み合わせ（CPR）

心肺停止の患者に対しては、胸骨圧迫と人工呼吸を組み合わせて行う。

1）同期CPR

胸骨圧迫と人工呼吸の回数比は30：2を1サイクルとし、交互に行う（同期CPR）。

人工呼吸のための胸骨圧迫の中断をなるべく短くすることが大切であり、中断は10秒を超えないようにする。

一人で行うときと比べて二人でCPRを行うときは、よりすみやかな移行が可能である。2回目の吹き込みが終われば呼気を待たずに胸骨圧迫を再開する。二人でCPRを行っているときには、人工呼吸実施者は胸骨圧迫の質（深さやテンポ）に気を配る。

感染防護具がない場合など、ただちに人工呼吸を開始できないときは、ためらわず胸骨圧迫のみ（compression only）のCPRを開始する。人工呼吸は準備できしだい併用すればよい。

なお、連続して行う胸骨圧迫の回数30回は目安に過ぎず、正確に数えることは重要ではない。

2）非同期CPR

気管挿管など高度な気道確保が行われ、気道が分離されている患者では、人工呼吸のために胸骨圧迫を中断する必要はない。約100回/分の胸骨圧迫と、約10回/分の人工呼吸を並行して行う。

3）胸骨圧迫の交代

胸骨圧迫を続けていると、疲労により圧迫のテンポが遅くなり圧迫が浅くなることが指摘されている。救助者自身が疲労を感じる前からこの傾向はみられるといわれ、2分ごと（またCPR5サイクルごと）を目安に、5秒以内で胸骨圧迫と人工呼吸の役割を交代する。より複数の救助者がいれば、患者を挟んで向かい合わせに胸骨圧迫交代のために待機しておく。

■CPRの継続と中止条件

・CPRは①蘇生専門の医療チームが到着する、②患者に十分な循環が回復する、③AEDの「離れてくださいの指示の間」までは継続する。

1）蘇生専門の医療チームが到着したら

CPRを継続しながら状況の説明（発見時の状況説明、行った処置、AEDの回数、経時的変化など）を行い、蘇生専門の医療チームに引き継ぎを行う。

2）循環回復のきざし

刺激に対して目を開けたり、痛み刺激に反応を示したり、自発呼吸が再開したら、いったんCPRを中断し、循環と呼吸を確認する。

循環（脈）はあるが呼吸がない（あるいは不十分な）場合は、補助的に換気（約10回/分程度）を行い、蘇生専門の医療チームの到着を待つ。

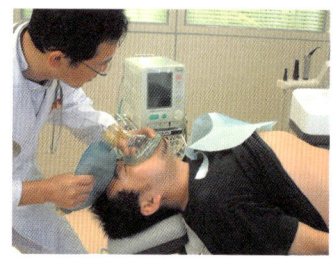

補助換気は熟練が必要。無理に押し込むと胃に空気を押し込んでしまうので、よく観察して注意することが必要

3）AEDで心電図を解析するときと、電気ショックを行うときは患者から離れる

AEDが到着したら、胸骨圧迫を続けながら電極パッドを装着する。AEDから「心電図を解析します。患者に触れないでください」と指示があるまでは圧迫を継続する。

ショックボタンを押す際には「患者から離れてください」と指示があるので、患者に誰も触れていないことを再度確認する。

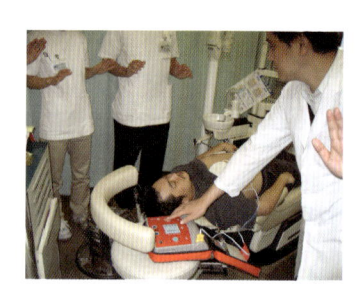

■循環が回復したら

・循環と呼吸が再開し安定してきたら，気道を確保した状態で蘇生専門の医療チームの到着を待つ。

1）回復体位
　蘇生専門の医療チームの到着を待つ間，回復体位で対応することがある。

2）CPRの再開
　循環と呼吸が再開しても様態は常に変化する。蘇生専門の医療チームが到着するまでは患者の呼吸と循環の変動に注意し，心肺停止が疑われた場合はただちにCPRを開始する必要がある。

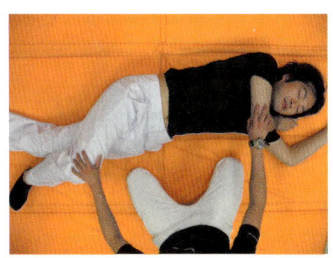

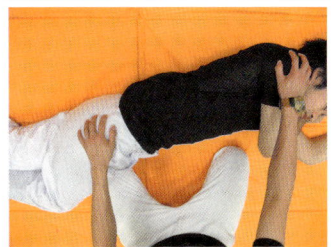

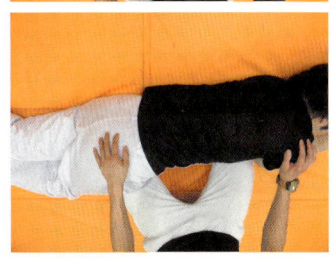

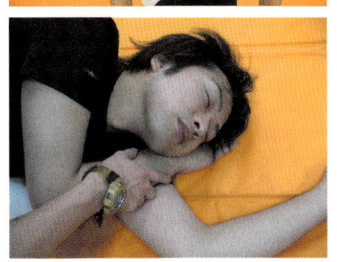

5 AEDを用いたBLS

■AED

・AED*¹が到着したらまず電源を入れ、作動することを確認する

1）AEDの使用方法
(1) 電源を入れる（蓋を開けると電源が入るものもある*²）。
(2) 電極パッドを患者の胸に装着する。

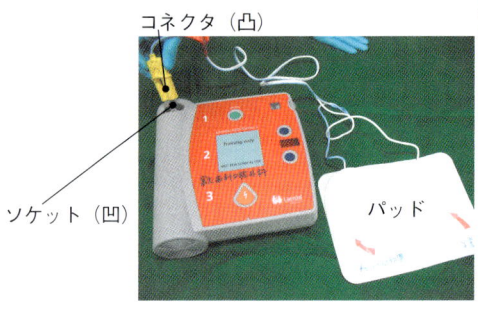

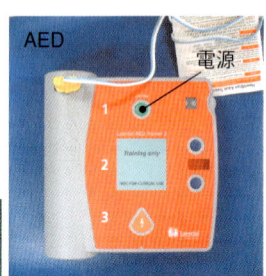

コネクタ（凸）
ソケット（凹）
パッド
AED
電源

(3) 心電図の解析を行う。
(4) 自動的に心電図の解析が始まる。このときは患者に触れないようにする。
(5) 心室細動（VF）、無脈性心室頻拍（無脈性VT*³）ならば自動的に充電がされ、電気ショックの準備が始まる。
(6) ショックボタンを押す直前に、周囲の安全を確認する。
(7) ショックボタンを押して実行する。

---

*¹AED：Automated External Defibrillator、自動体外式除細動器
　胸に貼った電極パッドにより心電図を自動的に解析し、除細動が必要な心室細動（VF）や無脈性心室頻拍（無脈性 VT）に対し電気ショックの指示をだす。
*²蓋を開けると電源が入る別機種がある。またはじめから電極パッドが本体に接続されていて、ボタンを押してから心電図を解析する機種もある。
*³VF、無脈性VT：モニター・電気ショックの項（p.73）参照

(8) 電気ショックが完了したらCPRを再開する。

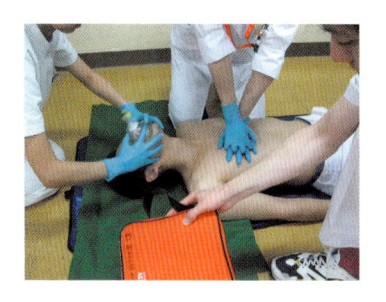

2）AEDの機能

　AEDの粘着式電極パッド：体表心電図の電極としての機能と、除細動のための電気エネルギーを通電する機能がある。

　AED本体：電極パッドから得た心電図を自動的に解析し、除細動の適応を判断する。AEDが除細動適応と判断した場合は電気エネルギーの充電を自動的に開始する。

3）電極パッドの装着

　①右胸骨で鎖骨の下
　②左脇下5～8cmで乳頭の斜め下
　パッドに描かれているとおりに装着すればよい。

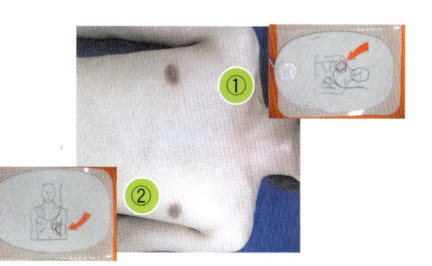

〈電極パッド装着時の注意点〉
・患者の体表が濡れている場合は乾いた布やタオルで拭いてから電極パッドを貼る。
・胸毛によって電極パッドが浮く場合、予備の電極パッドがあれば、最初の電極パッドを胸毛ごと剥がし、新しい電極パッドを貼り付けなおす。
・貼付薬（ニトログリセリン・ニコチン・鎮痛薬・ホルモン薬・降圧剤・湿布薬）が電極パッドの貼付位置にあれば、これを剥がして拭き取ってから電極パッドを貼り付ける。
・ペースメーカーがあれば、2～3cm離して貼る。
・植え込み型除細動器（ICD）がある場合、ICDによる電気ショックの作動中は周囲の筋肉が収縮しているので、作動が完了するまで30～60秒待ってから電極パッドを装着する。

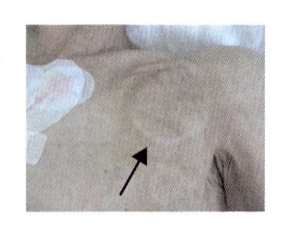

4）AEDの自動解析

　AEDの電極パッドを装着し、ソケットにコネクターを接続すると自動的に解析を開始する。機種によっては「解析ボタン」を押す機種もある。

　電極パッドが体表面から浮いていたり、救助者が体に触れている、あるいは走行中の乗り物で振動がある状況での心電図解析では解析精度が低下するので行ってはいけない。

　自動解析によりVFあるいは無脈性VTと判定した場合に充電が開始され、電気ショックをかけるようメッセージが流れる。

■早期除細動の意義

　目撃者がいるVFや無脈性VTは、突然発生した心停止のうちでも生存退院する可能性が高いとされる。VFや無脈性VTに対するもっとも効果的な治療は電気的除細動で、除細動が1分遅れるごとに、生存退院率が7～10％ずつ低下すると推測された。国際ガイドライン2000では早期除細動の重要性が強調された。一方で生存退院と関連するものとして迅速な通報、迅速な心肺蘇生、迅速な除細動が統計学的に証明され、結果としては迅速な除細動に加え質の高い心肺蘇生*を行うことが強調された。

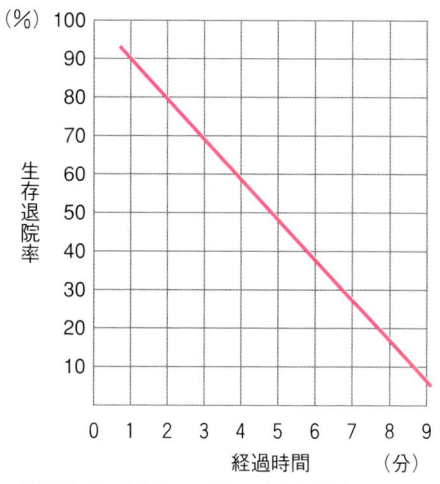

除細動が1分遅れるごとに生存退院率は7～10％低下する

(AHA心肺蘇生と救急心血管治療のための国際ガイドライン2000日本語版：Larsen MP, et a; Predicting survival from out-of-hospital cardiac arrest; a graphic model. Ann Emerg Med 1993; 22: 1652-8のデータより)

---

*質の高い心肺蘇生とは
強く、速く、絶え間ない胸骨圧迫を行うこと、胸骨圧迫の解除時は胸郭を十分に元に戻すこと、過剰な換気を避けること。

6 歯科と気道異物

■歯科治療は誤嚥に注意

　歯科が扱う口腔は消化管の入口であり、呼吸路の一部として気管から肺に直結している場所である。歯科治療では、狭い口腔内で鋭利・繊細な治療器具、高速回転タービンバーなどの切削器具を使用しており、また、クラウン・インレー・義歯などの補綴物の装着作業中や抜歯歯牙の脱離などによる異物の誤嚥に遭遇しやすい。時に気管内への誤嚥（吸引、誤引）により、気道閉塞（呼吸ができない状態）をきたした場合には迅速適切な対応が必要となる。

気管は食道の前にあり、喉頭蓋が気管口を塞ぐことにより誤嚥を防いでいる

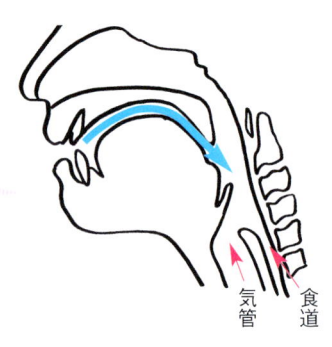

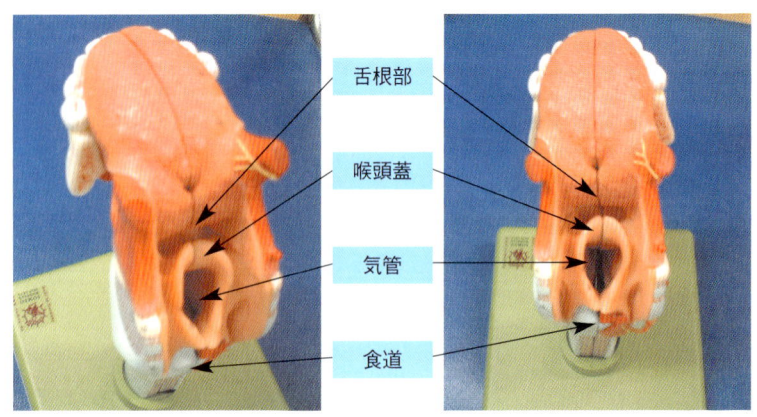

気管　食道

舌根部
喉頭蓋
気管
食道

■気道異物の除去

- 窒息と判断したら、ただちに応援要請と資器材の手配を行う。
- 反応がある場合は、腹部突き上げ法、背部叩打法を行う。
- 反応がない場合はCPRと口腔内の異物の確認。

 日本において気道異物による死亡の頻度は2.2人/10万人/年とされている。歯科が扱う領域は常に気管に近いところであり、狭い領域に薬品や器具、道具を挿入しなければならず、誤嚥や炎症など気道への危機対応が必要となる。

■反応がある場合の異物除去法

 異物に対して咳ができるようならば注意深く経過を観察する。咳が長く続くようならば、応援要請と資器材の手配を行う。咳ができなくなるようなら異物除去が必要である。
 窒息と判断された場合、応援要請（救急連絡）と資器材の手配（AEDなど）をしながら、ただちに腹部突き上げ法と背部叩打法を試みる。

1)腹部突き上げ法

(1)「息が詰まったのですか？」⇒うなずく、「話せますか？」⇒Noのサインならば窒息と判断し、「これから助けるための処置を行います」と告げる。

(2)患者の後ろにまわり、片足で患者の体重を支えるように立ち、ウエストに手を回す。片手で握りこぶしをつくり母指側をへそよりやや上方に置く。

(3)他方の手で握りこぶしをつかみ、手前上方に向かって圧迫するように突き上げる。

(4)異物が取れるか反応がなくなるまで継続する。

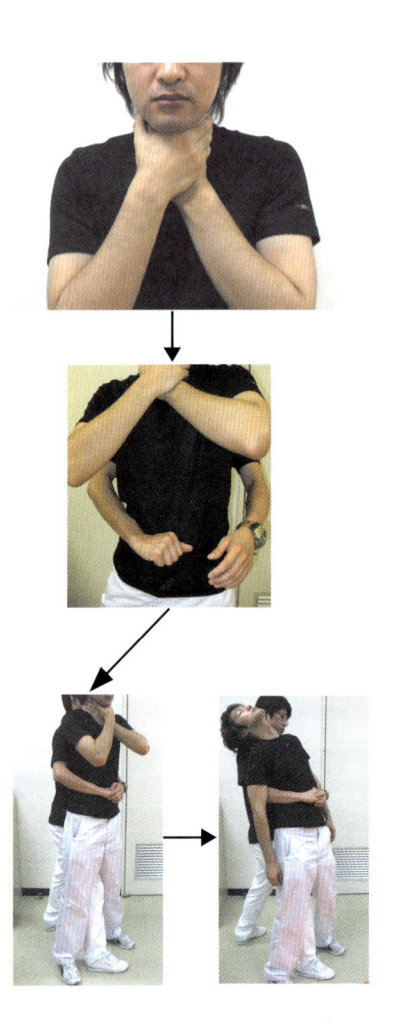

2）背部叩打法

成人では腹部突き上げ法より有効性は低いとされる。

（1）窒息と判断したら助けるための処置を行うことを告げ、患者の後ろにまわる。

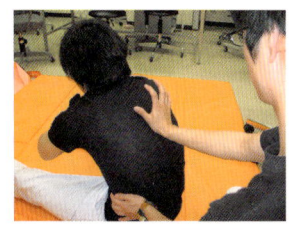

（2）患者の後ろから手のひらの基部で左右の肩甲骨の中間を力強く叩く。

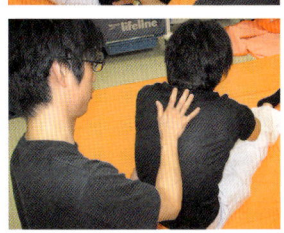

※腹部突き上げ法と背部叩打法は状況に応じて実施する。一方で効果がなければ他方を試みる。

3）胸部突き上げ法

極度の肥満、妊婦には腹部突き上げ法を行わず、胸部突き上げ法を行う。

（1）窒息と判断したら助けるための処置を行うことを告げ、患者の背部にまわり、胸部に手をまわす。

（2）患者の背後にまわり胸部に手をまわし、CPRで行う胸骨圧迫の位置を突き上げる。

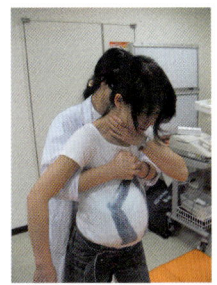

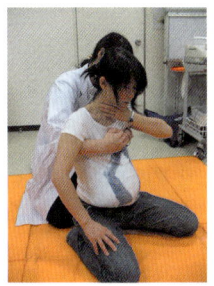

B．成人の一次救命処置

■反応がない場合の異物除去法

　窒息と判断され、患者の反応がなくなった場合、心肺停止に対応した心肺蘇生を開始する。応援要請（救急連絡）と資器材の手配（AEDなど）をし、まず胸骨圧迫を開始する。

1）反応のない気道閉塞

(1) 反応のない窒息患者にはまず、30回の胸骨圧迫を行う。

(2) 胸骨圧迫後、気道を確保し、口腔内を覗く。摘出容易な異物を発見したら取り除く。

(3) 胸骨圧迫後、異物がみえない場合、摘出不可能ならばそのまま人工呼吸を1回行う。

(4) 胸が上がらない場合、気道の確保（頭部後屈あご先挙上）をやり直して人工呼吸を1回行った後、すぐに胸骨圧迫を開始する。

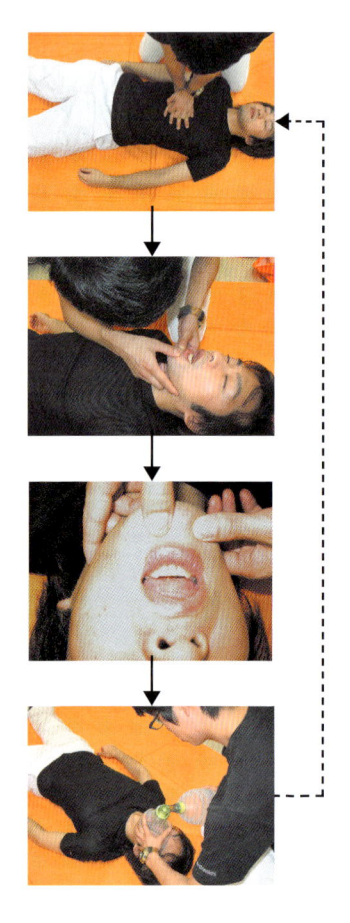

〔今村　知代〕

II部　一次救命処置（Basic Life Support）

C 小児の一次救命処置
Pediatric basic life support

- 小児の死因の第一位は不慮の事故である。
- 「迅速な通報」より「迅速な心肺蘇生」を優先させる。

1 小児・乳児の心肺停止

　小児・乳児の心肺停止は、呼吸停止が先行し引き続いて心肺停止が起こることが多く、心停止が先行することは少ない。また、近年問題になっているものとして、不慮の事故（表9）による胸部打撲を原因とする心停止がある。

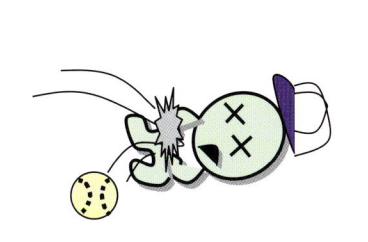

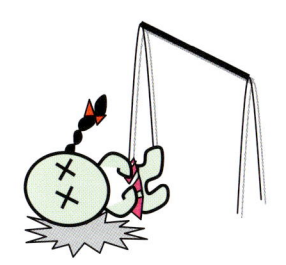

表9　年齢別死因順位（5歳階級）

年齢（歳）	第1位	第2位	第3位	第4位	第5位
0	先天奇形等	呼吸障害等	乳児突然死症候群	不慮の事故	出血性障害等
1〜4	不慮の事故	先天奇形等	悪性新生物	肺炎	心疾患
5〜9	不慮の事故	悪性新生物	先天奇形等	心疾患	その他の新生物
10〜14	不慮の事故	悪性新生物	自殺・心疾患		肺炎
15〜19	不慮の事故	自殺	悪性新生物	心疾患	先天奇形等

（平成17年厚生労働省人口動態統計による）

2 急変した小児を発見したらどう対処すべきか

①急変した小児を発見したら、周囲の安全確認と反応の確認

周囲の安全確認後、肩を優しく叩き、大きな声で呼びかけて反応をみる[*1]。

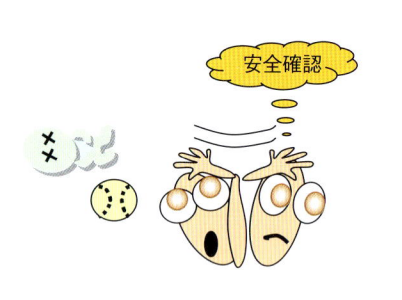

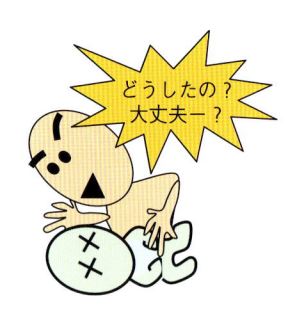

安全確認

どうしたの？大丈夫ー？

*1 乳児では足底刺激で評価してもよい

②人と物を集める

呼びかけや刺激に反応がなければ「反応なし」と判断し、応援要請と資器材の手配をする。院内ならば緊急コールを発信する。

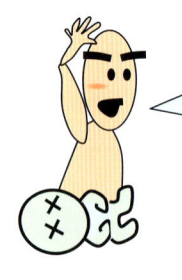

反応のない子供がいます。119番通報とAED[*2]があれば持ってきて、人を集めて必ずここに戻ってきてください。

*2 1歳以上の小児の場合に要請する

※周りに誰もいない場合
「迅速な通報」より「迅速な心肺蘇生」を優先し手順を開始する。5サイクル、2分間CPRを行った後に応援要請と資器材手配を行う。

③ただちに気道を確保し心肺蘇生の手順を開始する

④10秒間で呼吸と脈を確認する*³

脈を触知しながら呼吸の確認を行う。

*³ 乳児では、上腕動脈を触れながら呼吸を確認する

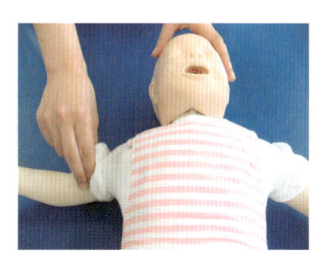

⑤呼吸と脈が確認できない場合、人工呼吸を2回行う

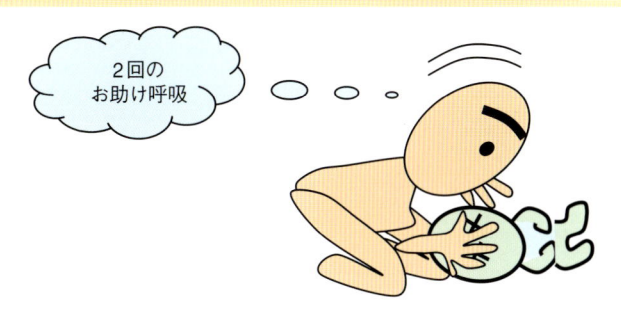

2回の
お助け呼吸

⑥すぐに胸骨圧迫を開始する

胸骨圧迫の強さは胸の厚さの3分の1沈むまで、テンポは約100回／分、蘇生者1名ならば胸骨圧迫と人工呼吸は30：2で行う。

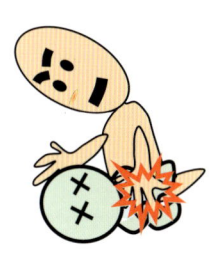

C．小児の一次救命処置

3 小児の一次救命処置の特徴

■気道確保

　小児の体型は成人に比較すれば頸が短く、舌が大きい、後頭部が大きい、扁桃腺が大きいなど特徴があり、仰臥位では上気道が狭くなりやすい。

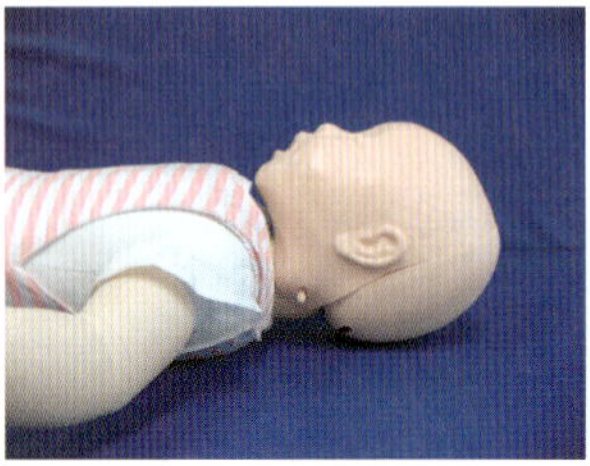

小児の仰臥位 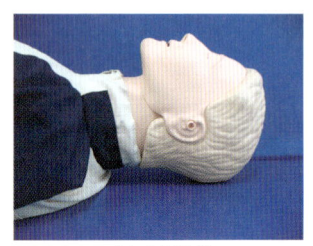　　　　　　　　　　成人の仰臥位

　頸椎損傷が疑われる場合は下顎挙上法を試みるが、気道が確保できないようならば頭部後屈あご先挙上法を試みる。

■人工呼吸

　送気は1秒かけて胸が上がる程度の量を送気する（呻吟呼吸や促迫呼吸は呼吸停止ではないので注意する）。

　送気で胸の上がりが不十分な場合、10秒以内で、気道確保のやり直しと人工呼吸を数回試みる。小児・乳児の心肺停止のうち80～90％が呼吸原性であるとされ、適切な人工呼吸が重要となる。

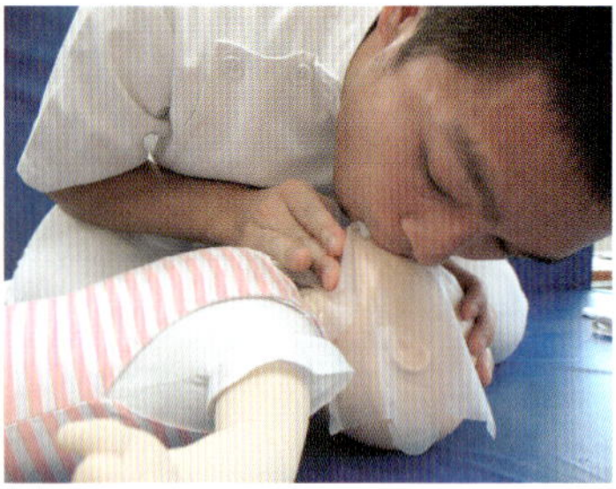

Ⅱ部　一次救命処置

■胸骨圧迫

胸骨圧迫の強さは胸の厚さの1/3まで圧迫し、1分間に約100回のテンポで行う。

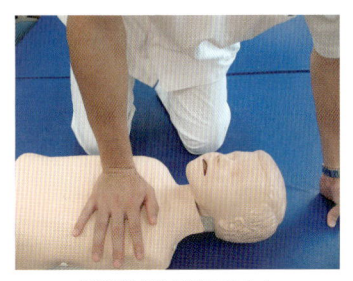

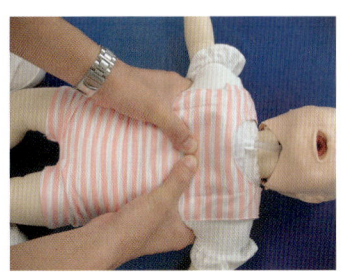

両乳頭を結ぶ線の真ん中　　　　　乳児の場合：両乳頭を結ぶ線から少し足側

■人工呼吸と胸骨圧迫の組み合わせ（CPR）

小児も成人と同じ30：2で行う。ただし、日常的に蘇生に従事する者が2名で行う場合は15：2とする。

■小児に対するAED

乳児に対してはAEDは使用しない。小児に対するAEDは原則として5サイクル（2分間）のCPRを行ってから使用する（ただし球技中の心臓震盪など、突然の卒倒を目撃した場合は心原性の心肺停止の可能性があるため、準備でき次第AEDを使用する）。

AEDを1歳から8歳の小児に使用する場合は小児用電極パッドを用いる（2007年7月現在薬事法承認は3種類ある）。小児用電極パッドは放電エネルギーを1/3～1/4程度に減衰することができる。

●小児・乳児の扱い

日常的に蘇生を行う者は右表の基準が用いられている。

乳児（1歳未満）
小児（1歳～思春期前）
成人（思春期から）

市民に指導する場合は、小児を1～8歳、成人を8歳以上とする。これは、市民によるBLSではAEDの小児用電極パッドの適応年齢が8歳未満であることによる便宜的な区切りである。

C. 小児の一次救命処置

■気道異物

異物誤嚥・誤飲で死亡する小児・乳児のうち5歳未満が90％を占め、そのうち60％は0〜1歳未満の乳児である。小児では、成人と同様に対応する（p.43）。
・反応がある場合は、背部叩打法と胸部突き上げ法を交互に数回行う。
・反応がない場合は心肺蘇生と口腔内の異物の確認を行う。

注意：乳児に対する腹部突き上げ法は腹部臓器損傷の危険性が極度に高いため、行わない。

■反応がある乳児の窒息の場合

窒息と判断されたら応援要請（救急連絡）と資器材の手配（AEDなど）をし、乳児の反応がある場合は、背部叩打法と胸部突き上げ法を交互に数回ずつ行う。

(1) 背部叩打法では手のひらで乳児の顔を支え頭を体より低く保ち、掌の基部で背中の中央部を強く叩く。

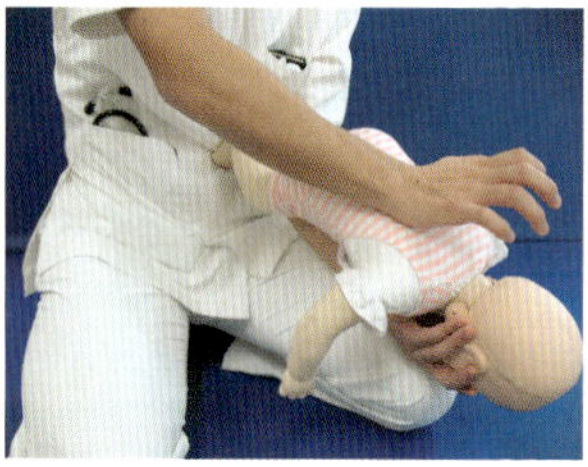

(2) 胸部突き上げ法では胸骨圧迫と同じ部位を強く圧迫する。

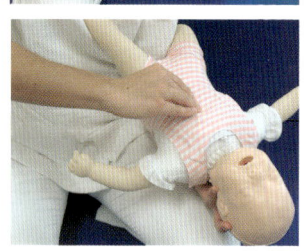

(3) (1) (2) を数回繰り返し（約5回）、異物が取れるか反応がなくなるまで続ける。

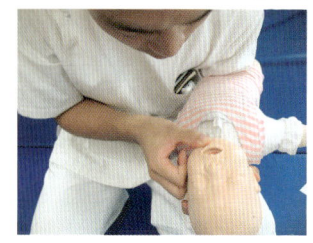

■反応がない乳児の窒息の場合

反応がなくなった場合、心肺停止に対応した心肺蘇生を開始する。

(1) 反応がなくなった場合、心肺蘇生を開始する。このとき呼吸・脈の確認は必要ない。

(2) 胸骨圧迫後、気道を確保して口腔内を覗く。摘出容易な異物を発見したら取り除く。

(3) 異物がみえない場合、摘出不可能ならばそのまま人工呼吸を1回行う。

(4) 胸が上がらない場合、気道の確保(頭部後屈あご先挙上)をやり直して人工呼吸を1回行った後、すぐに胸骨圧迫を開始する。

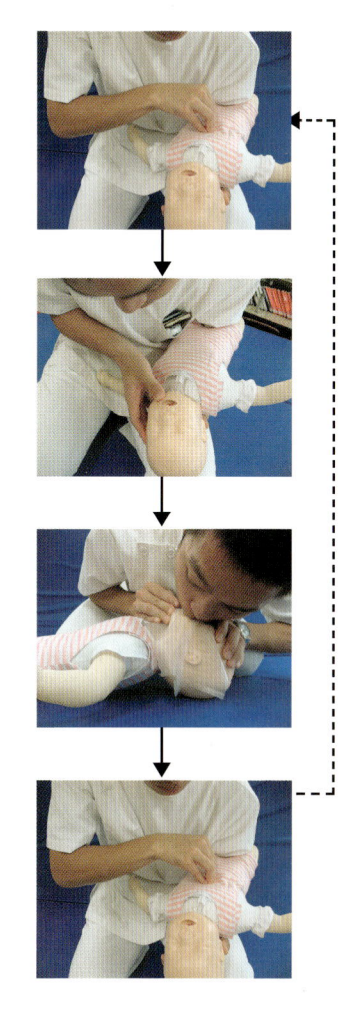

〔今村　知代〕

Ⅲ部　成人の二次救命処置（Advanced Life Support）

A 二次救命処置アルゴリズム
Algorithm of advanced life support

1　成人の心停止に対する二次救命処置アルゴリズム

　心肺停止患者には、そばに居あわせた人によって一次救命処置（BLS）が行われると同時に、患者が早期に適切な二次救命処置（ALS：Advanced Life Support）を受けられるよう対応する。

　具体的には、マニュアル除細動器を用いた除細動、心肺停止の原因検索と解除、静脈路の確保と薬剤投与、高度な気道確保（気管挿管など）などが、心停止に対する二次救命処置（ALS）として行われる。

　心肺停止に対する蘇生の基礎はCPR（なかでも胸骨圧迫）であることは、二次救命処置が行われている最中でも同様である。他の処置に気をとられるあまり、胸骨圧迫が中断したり、強さが不足したりといったことのないように注意しなければならない。

　一次救命処置と比較して二次救命処置は、より多くの人が蘇生に参加して同時進行でさまざまな処置をすすめる。このため、蘇生に参加する者が本項に示すような共通の手順（アルゴリズム）を理解することは有用である。

　なお、実際の現場ではアルゴリズムをふまえたうえで、現場の資器材や人的資源にあわせて臨機応変に手順を選択することが必要である。重要なのは患者のための視点で考えることであり、アルゴリズムを遵守することではない。

●普段からの準備

　施設内のどこでも質の高い蘇生を行うために、蘇生に参加する者が共通の手順を理解することに加えて、普段からの準備が大切である。
・院内緊急コール（コードブルー、ドクターハートなど）について取り決める。
・救急カートの内容を施設内で統一し、定期的なチェックを行う。
・除細動器（マニュアル除細動器またはAED）がどこにあるかを普段から把握しておく。

---

2 心停止アルゴリズム

心停止に対するALSの手順は、**図6**のようなアルゴリズムで示される。

```
反応なし
   ↓
CPR（30：2）
除細動器/心電図装着
   ↓
VF/VT？
 はい → ショック1回
         二相性：120〜360J
         単相性：200〜360J
 いいえ → 脈拍？（PEA疑いの場合）
         はい →（図外）
         いいえ ↓
```

CPR（2分間）をしながら……
- 原因の検索*と解除
- 静脈路確保/輸液
- 電極/誘導確認
- アドレナリン1mg（3〜5分ごと）
  （バソプレシン40単位を1回）
- 高度な気道確保（気管挿管など）
- VF/VTの場合、以下を考慮
   アミオダロン
   リドカイン
   ニフェカラント
   マグネシウム
- 徐拍性PEA/心静止の場合
   アトロピンを考慮

CPR：ただちに胸骨圧迫から再開
30：2で5サイクル（2分間）

＊原因の検索	
Hypoxia	Tension pneumothorax
Hyovolemia	Tamponade, cardiac
Hypo/hyperkalemia/metabolic	Toxins
Hypothermia	Thrombosis (coronary, pulmonary)

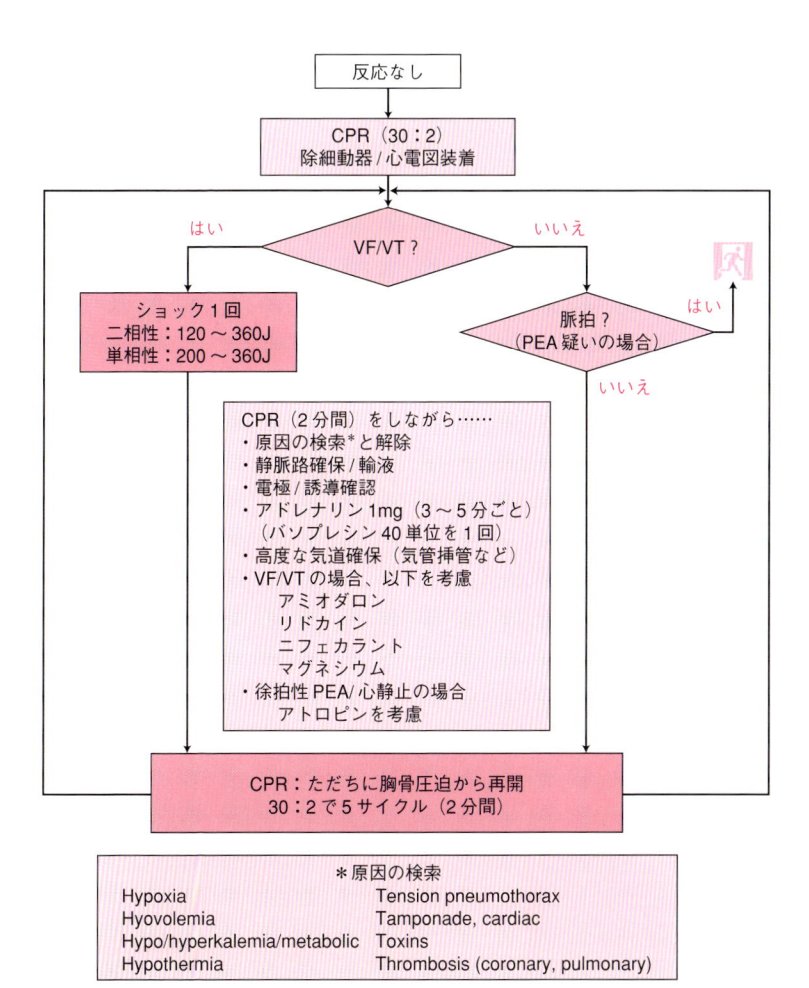

図6 心停止アルゴリズム（成人）
日本救急医療財団心肺蘇生法委員会監：改訂3版救急蘇生法の指針2005（医療従事者用）、へるす出版、東京、2007

A．二次救命処置アルゴリズム

3 心停止に対する二次救命処置の手順

■① 応援要請と資器材の手配

　患者の反応がなければ、応援要請と資器材の手配を指示する。指示はなるべく具体的に行う。

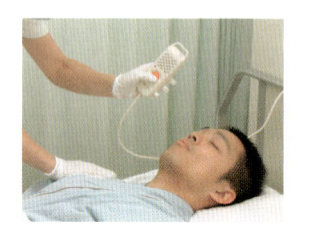

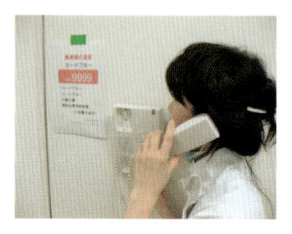

■② CPR

　応援者や資器材が集まるまで、質の高いCPRを行うことが大切である。

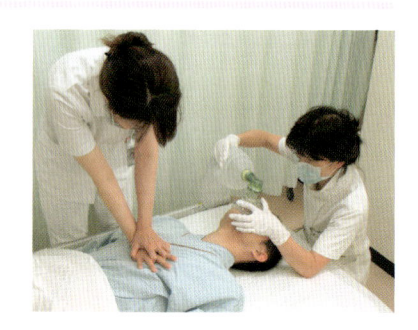

■③ 除細動器の装着

　モニター付き除細動器が現場に到着したら、まず電源を入れ、心電図モニターを装着する。この間も、CPRは継続する。

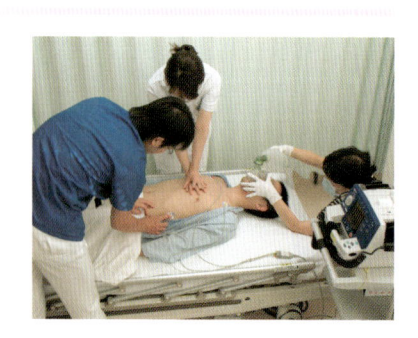

■④　波形の確認

　胸骨圧迫を一時中断して、モニター上の波形を確認する。

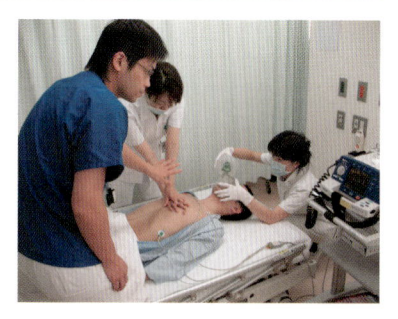

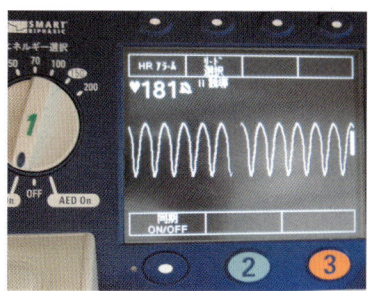

■⑤　脈拍の確認

　必要に応じて脈拍の確認を追加する。モニター上VFや心静止が明らかならば、脈拍の確認は不要である。

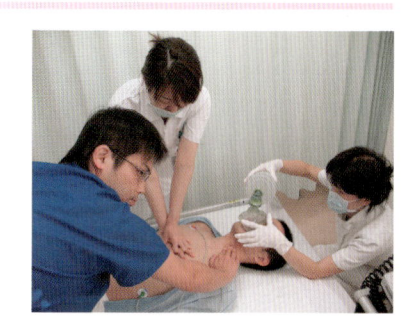

※④、⑤の手順を合わせてリズムチェックと呼ぶ。胸骨圧迫はリズムチェックの直前まで継続し、リズムを判断したら直ちに胸骨圧迫を再開する。胸骨圧迫の中断が10秒を超えてはならない。

A．二次救命処置アルゴリズム

■⑥ 電気的除細動

VFまたは無脈性VTであれば電気的除細動を行う。電気ショックを1回行い、直ちに胸骨圧迫を開始する（p.84参照）。

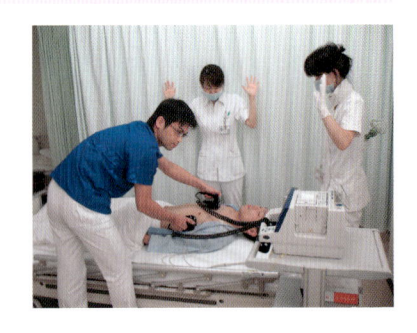

■⑦ 胸骨圧迫と人工呼吸の再開

胸骨圧迫と人工呼吸（30：2）の組み合わせを1サイクルとして5サイクル継続したのち、再度リズムチェックを行う。

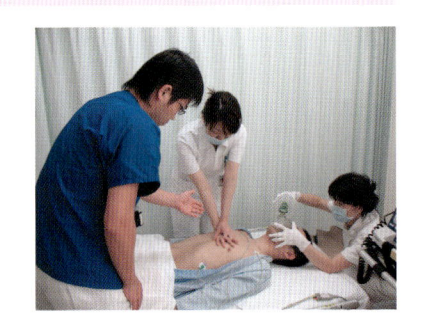

5サイクル（または2分間）ごとにリズムチェックを行うことを繰り返しながら、原因の検索と解除、静脈路確保／輸液、電極／誘導確認、薬剤投与、高度な気道確保を並行して実施する。

※AEDを使用した蘇生

マニュアル除細動器がすぐに準備できない場合、AEDを使用して二次救命処置を進める。AEDのメッセージに従い、リズムチェックと電気ショックをAEDによって行う。

（2005年の救急蘇生ガイドラインに対応したAEDは、2分ごとに自動的に心電図解析が行われる）

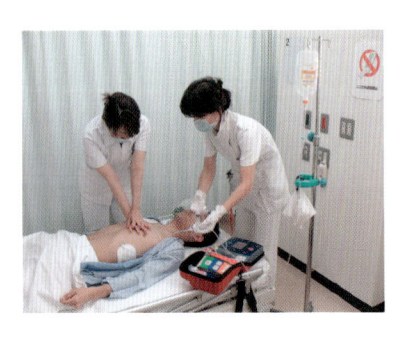

■原因の検索と解除

どのような心電図波形であっても、心肺停止に至った原因の検索と解除が求められる。心停止に至った状況、既往歴、身体所見などの情報をもとに、必要ならば簡易な検査も併用して原因を検討する（表9）。

表9 突然の心停止を引き起こす原因のリスト（4つのHと4つのT）

Hypoxia（低酸素症）
Hypovolemia（循環血液量の減少）
Hypo/Hyperkalemia/metabolic （低カリウム血症、高カリウム血症、代謝障害）
Hypothermia（低体温）
Tension pneumothorax（緊張性気胸）
Tamponade, cardiac（心タンポナーデ）
Toxins（急性中毒）
Thrombosis（coronary, pulmonary） （急性冠症候群、肺血栓塞栓症）

■静脈路確保／輸液

新たに静脈路を確保する場合は、末梢静脈路を第一選択とする。

末梢静脈路からの薬剤投与では、投与後に20mlの輸液剤で後押しあるいは輸液を最大速度で滴下（いわゆる全開投与）する。

投与側の肢を10〜20秒持ち上げる。

※**静脈路確保が難しい場合**

静脈路確保に時間を要したり、不確実な場合は骨髄路が推奨される（p.86参照）。

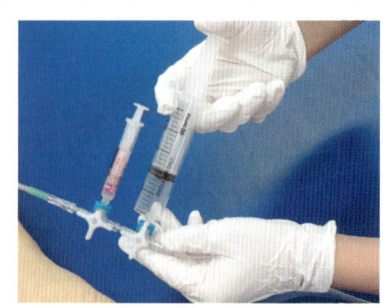

■電極／誘導確認

心電図波形が正しくモニタリングされているか不確かな場合は、CPRを行いながら確認する。
・電極に触れてみて装着の状況を確認
・誘導を変えて波形の変化を確認

■薬剤投与

心停止に対する薬剤投与は、リズムチェックの後なるべくすみやかに実施する。2分間の心肺蘇生の間に、次に投与する薬剤を予測して準備をしておくことが望ましい。

薬剤投与のために電気ショックが遅れたり、胸骨圧迫が10秒以上中断してはならない。

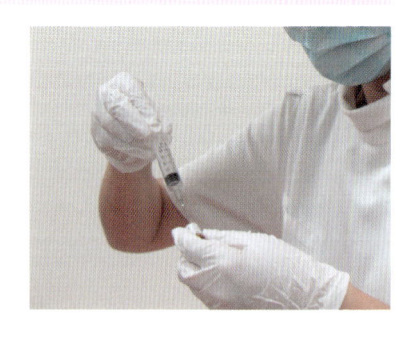

1）アドレナリン

　心停止に対して最初に投与が考慮される（1mg、3〜5分間隔）（p.88参照）。VF/無脈性VTに対しては、少なくとも1回の電気ショックで解除されないことを確認してから薬剤を使用する。

2）抗不整脈薬

　電気ショックとアドレナリンに反応せず、持続もしくは再発する難治性のVF/無脈性VTの際に考慮する（p.88〜91参照）。

3）アトロピン

　心静止、徐拍性PEAに適応がある（p.91参照）。

■高度な気道確保

　高度な気道確保を行うにあたっては、その利点と欠点を考慮して時期を判断する。少なくとも最初の除細動まではバッグ・バルブ・マスクによる換気を行い、その換気が十分ならば高度な気道確保を急がないことも考慮する。

　気管挿管など高度な気道確保が正しく行われ、適切な換気が可能であれば、胸骨圧迫（約100回/分）と換気（約10回/分）は非同期でそれぞれ独立して行ってよい。

〔丹下　大祐〕

Ⅲ部 成人の二次救命処置（Advanced Life Support）

B 気道管理
Airway management and ventilation

1 酸素療法

患者に酸素を投与する場合、どれくらいの酸素を必要としているのかを考えながら、投与方法、投与量を決めなくてはならない。漫然と高濃度、高流量酸素を投与しない。とくに慢性呼吸不全患者では注意する（表10）。

■経鼻カニューラ（図7a）

圧迫感が少ないため、容易に酸素を投与できる。毎分6L以上の流量になると痛みを感じるため、酸素流量を増やせない。

■フェイスマスク（図7b）

経鼻カニューラより酸素流量は増やせるが、酸素流量と吸気流速の関係から、酸素流量を増やしても吸入酸素濃度は60%以上には増えない。

表10 流量設定による酸素濃度の推定

方法＼流量(L/分)	2	3	4	5	6	8	10	12	15
カニューラ/カテーテル	23〜28%	28〜30%	32〜36%	40%	×	×	×	×	×
フェイスマスク	×	×	×	40%	45〜50%	55〜60%	×	×	×
リザーバー付きフェイスマスク	×	×	×	×	55〜60%	60〜80%	80〜90%	90%	90%

注意点：①患者が正常な換気を行っているときの数値である
　　　　②患者の換気量、換気回数によって変動する
　　　　③リザーバー付きフェイスマスクの場合はマスクを密着させ、さらにリザーバーがしぼんでしまわないこと

a. 経鼻カニューラ　　　　b. フェイスマスク

c. リザーバー付きフェイスマスク

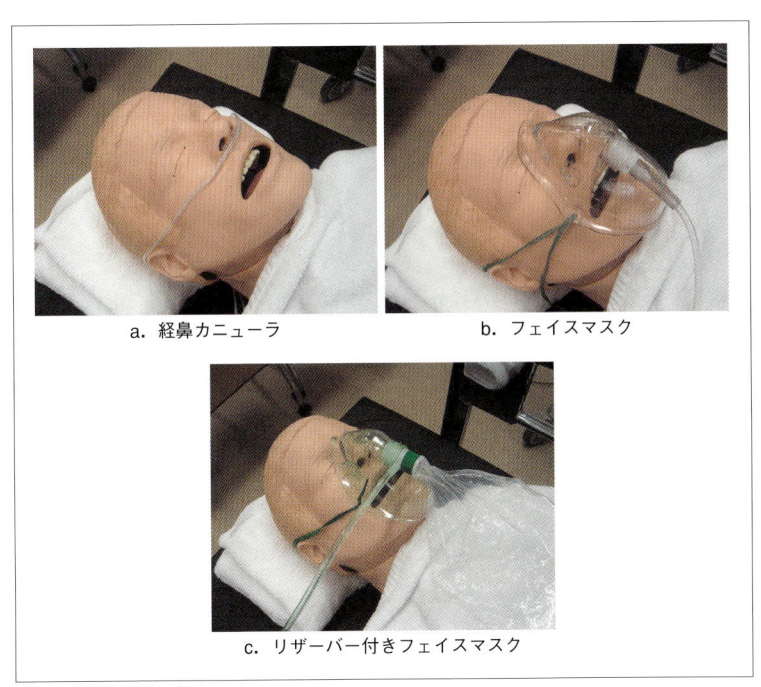

図7　各種酸素投与方法

■リザーバー付きフェイスマスク（図7c）

　高濃度酸素を吸入させる必要があるときに使用する。使用する際、リザーバーが常に膨らんでいることを確認する。

B. 気道管理

2 補助器具を用いた気道確保法

すべての気道確保器具について、「入れておしまい」ではなく、気道狭窄所見、胸郭の挙上などが改善していることを確認する。

■鼻咽頭エアウエイ

鼻から喉頭蓋まで挿入する。外鼻孔から外耳口までの頬を這わせた距離が外鼻孔から喉頭蓋までの距離と近いので、挿入する深さの目安とする。無理に押し込むと舌を一緒に押し込むことになるので、注意が必要である。意識状態がJCSで2桁（刺激で開眼する）の患者に用いる。頭蓋底骨折の疑われる患者には禁忌である（図8a、9a）。

■口咽頭エアウエイ

口から喉頭蓋まで挿入し、舌を持ち上げる。エアウエイのカーブのまま挿入すると舌を押し込むので、硬口蓋に先端が向くように挿入し、180°回転させる。意識状態がJCSで3桁（痛み刺激で体動がみられる）の患者に用いる（図8b、9b）。

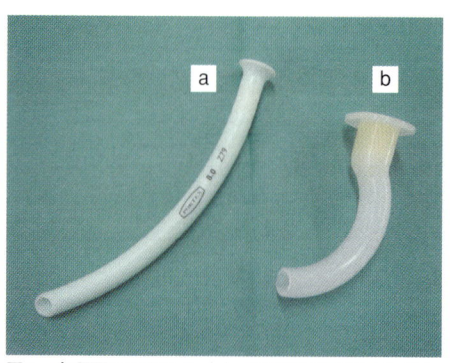

図8　鼻咽頭エアウエイ（a）、口咽頭エアウエイ（b）

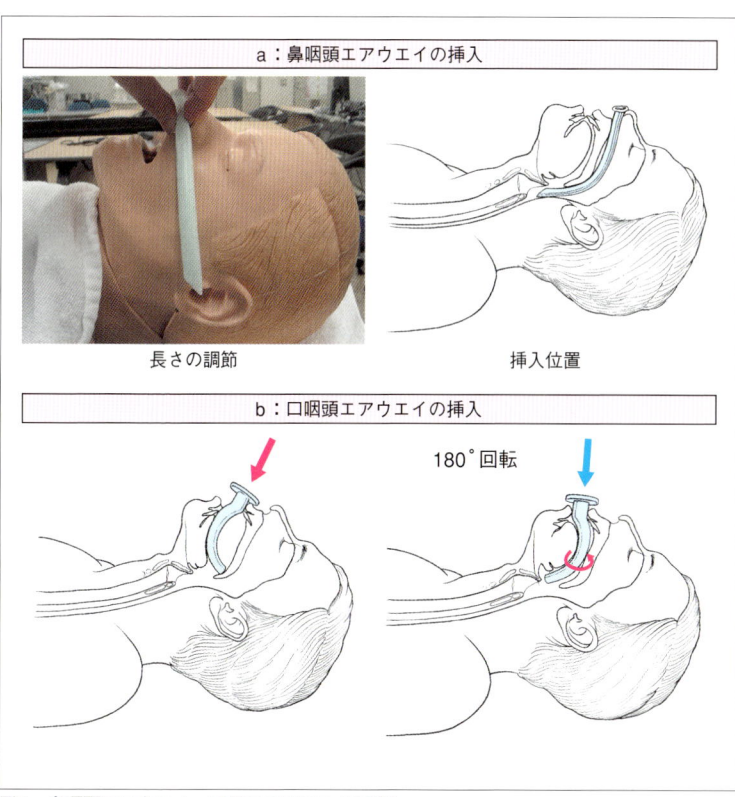

図9 鼻咽頭エアウエイ、口咽頭エアウエイの挿入

■ラリンゲアルマスクエアウエイ（LMA；Laryngeal Mask Airway）（図10）

　先端を抵抗が感じられるまで盲目的に挿入し、先端部分で喉頭を覆う。カフを膨らませるとカフ先端で食道に蓋をし、開口部分が気管入口部に位置する。硬口蓋に押しつけながら挿入するのがコツである。成人男性で5号、成人女性で4号を使用する。吐物の逆流を完全には防ぎえないので、誤嚥には注意しなければならない。

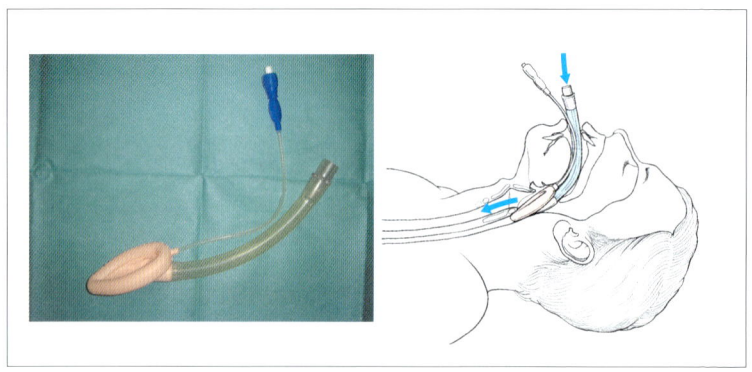

図10　ラリンゲアルマスクエアウエイ

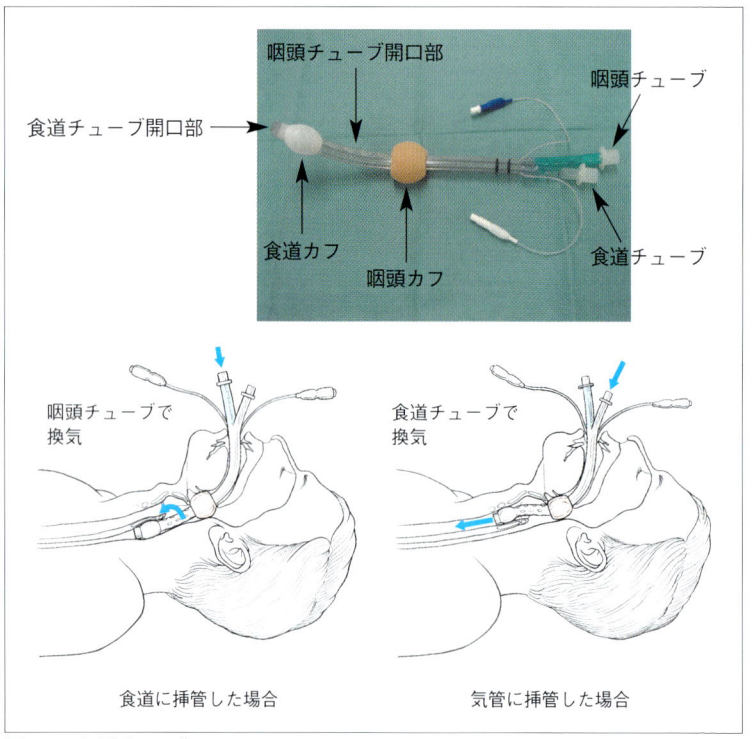

図11　コンビチューブ

■コンビチューブ（図11）

　長さの異なる2本のチューブを貼り合わせた構造になっており、食道カフを膨らませることで、食道と気管を分離する。盲目的、または喉頭鏡を用いて挿入する。本来の使用法である、食道チューブ開口部が食道に挿入された場合は、喉頭チューブで換気を行う。間違って食道チューブ開口部が気管に挿入された場合は食道チューブで換気を行う。

■気管挿管

　適切に行われたならば、最善の気道管理方法である。しかし、喉頭展開という、頸椎に負担のかかる、またバイタルサインにも変動をきたす手技を伴うこと、それを軽減するためには麻酔を必要とすること（麻酔自体がバイタルサインに影響を及ぼす）、喉頭展開そのものが難易度の高い手技であること、また正しく気管に挿管されなければ肺にはまったく酸素が入らない、などの欠点を伴う。気管挿管に慣れていなければ、行うべきではない。

　なんらかの原因により開口できない患者に対して、経鼻気管挿管を行う場合がある。気管内チューブの遠位端から呼吸音が最大に聞こえるところを探しながら、挿入する。鼻腔の大きさによってチューブサイズが制限される。深さは、経鼻エアウェイと同様、鼻孔と外耳口の距離とカフ上端の数cm上部からの距離で合わせる。

※メモ：緊急気管穿刺

　声門より上部での気道狭窄が疑われる場合や上記方法で気道が確保できない場合、低酸素血症がクリティカルになれば、緊急に別経路で気道を確保しなければならない。いくつかある気道確保方法のなかでも、緊急気管穿刺がもっとも簡単に行える手技である。できる限り径の太い静脈留置針、金属針を輪状甲状間膜に穿刺する方法である（図12）。輪状甲状間膜付近は解剖学的に主要血管、神経、臓器がないため、比較的安全に穿刺することができる。十分な換気ができるためには数本穿刺する必要がある。静脈留置針、金属針でなくとも、簡易穿刺キットも市販されている。

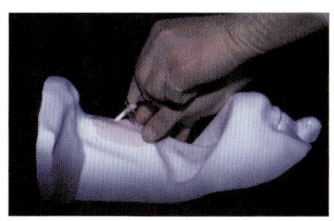

図12　トラヘルパーによる緊急気道確保

3 換気法 (図13)

■一人法

一人で気道確保・マスク保持とバッグの手押し(換気)を行う方法。

まず両手で下顎挙上を行い、利き腕と反対側の手でその状態を維持し、マスクを圧着する。このときの手は第3〜5指で下顎角を引き上げ(EC法：E)、第1指と第2指でマスクを圧着させる(EC法：C)。

片手で気道確保とマスク保持を行うので、保持している手と反対側にマスクと患

一人法（EC法）

二人法（EC法）　　二人法（母指球法）

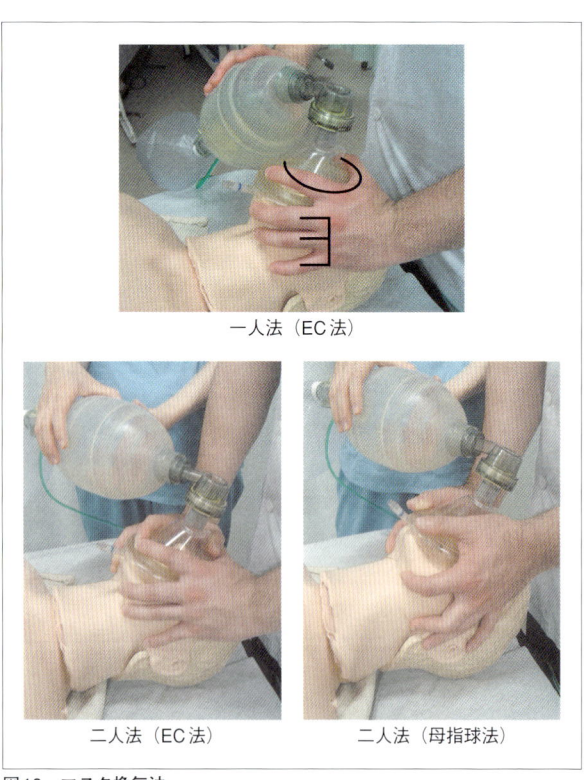

図13　マスク換気法

者の頬に隙間ができ、換気の際に漏れを生じる。バッグを、そちらの方に重みがかかるように回転させるか、あごで力をかけるかするとよい。

■二人法（EC法）

一人が気道確保・マスク保持を行い、もう一人がバッグの手押し（換気）を行う方法。両手で下顎挙上を行い、そのまま両手によるEC法で気道確保、マスク保持を行う。

■二人法（母指球法）

両手で下顎挙上を行うが、その際第2～5指で下顎角を引き上げ、母指球でマスクを圧着させる。手の小さな女性でも長時間気道確保が可能である。

以上の気道確保、マスク圧着を行ったうえで、または自己膨張式バッグを押すことで換気を行う。ラリンゲアルマスクエアウエイ、コンビチューブ、気管内チューブなどの高度気道管理器具が挿入されている場合は自己膨張式バッグを接続して、バッグを押す。1回換気量は胸郭の挙上が確認できる程度、1回の呼吸に1秒かけ、自発呼吸が残っている場合は自発呼吸のうち数回を補助し、自発呼吸がない場合は過換気にならない程度（約10回/分）で換気を行う。

※メモ：輪状軟骨圧迫（図14）

食道、胃に送気しないために、また吐物の逆流を防止するために食道を圧迫する方法である。第1指と第2指で輪状軟骨を脊椎方向へ圧迫し、輪状軟骨と脊椎で食道を閉鎖する。反射が残っている患者では嘔吐は防げず、場合によっては食道破裂を生じる可能性があるので、注意が必要である。

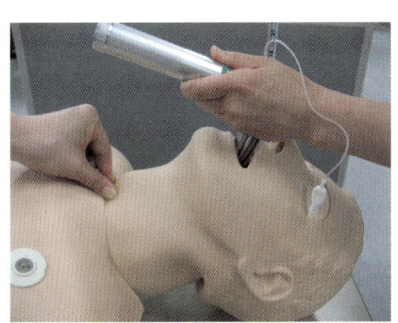

図14　輪状軟骨圧迫法

B．気道管理

4 気管挿管

　気管挿管は患者にストレスをかけ、難易度も高い手技である。さらに食道挿管に気付かずにそのまま放置することは、気管挿管しないよりもはるかに致死的である。そのため慣れない人間は気管挿管を行うべきではないし、もし行うのであれば、適切な位置に挿管できているかどうかを十分確認する必要がある。心肺停止時、気管挿管とその確認に許される胸骨圧迫の中断時間は10秒である。

■準　備

(1) 適切な体位をとる。硬い枕を頭の下に入れ、十分なスニッフィングポジション（においをかぐ首の形）を取る。頸椎損傷が疑われる場合はこの限りではない。
(2) 適切なチューブサイズを選択し、カフのチェックを行う。成人男性で内径8mm、成人女性で7mmが目安である。カフが破れていないか、弁が働いているかを確認する。必要に応じてスタイレットを使用する。この際、スタイレットの先端がチューブ先端から突出していないことを確認する。
(3) 喉頭鏡のライトは十分明るいか確認する。成人男性の場合、ブレードはマッキントッシュ（曲ブレード）では3号が適切である。
(4) 口腔内の吐物、喉頭展開中の嘔吐に備え、吸引の準備をする。
(5) 事前に十分酸素化を行う。呼吸停止、心停止時の挿管手技中は十分酸素投与ができていない。
(6) 必要に応じて適切な量の鎮静薬、鎮痛薬、筋弛緩薬を投与する。

■手　技

(1) 開口する。
(2) 喉頭鏡を挿入し、喉頭蓋を確認する。ブレード先端に舌が引っかかっている場合はさらに深く挿入する。何も見えない場合は喉頭蓋を越えて深く挿入しすぎている可能性が高い。
(3) 喉頭蓋と舌根の間にブレード先端を進める。
(4) 喉頭鏡を取っ手の方向へ引っ張り上げる。このとき決して手関節をテコにこねない。歯を損傷する。
(5) 声門を確認して、チューブを挿入する。この間、常に声門を直視し続けることが重要である。カフ上端から1cm、またはチューブによっては黒線の位置に声門がくることを確認する（このことが確認できないときのみ、門歯で成人男性22cm、成人女性21cmという目安を適用する。しかし決してこの数字をルーチンとしない）。

(6) カフを膨らませてもらう（心肺停止時は10mlを注入する。それ以外では20cmH₂Oの気道内圧で、リークが生じない量を調節する）。
(7) 挿管手技中、輪状軟骨圧迫を行ってもらうと吐物の逆流が防げる。上記方法で声門が展開できない場合は、甲状軟骨を（患者から見て）背側、上方、右方に圧力をかける（BURP法）と、喉頭展開の方向と反対方向に力がかかるので、視野がよくなる場合がある。

■確　認

確認（とくに聴診）の準備ができるまでは、決してバッグを押さない。
(1) 食道挿管を鑑別するために、心窩部での胃泡音が聞こえない、もしくは聴診されないことを確認する。
(2) 胸郭の挙上、とくに左右差を目で確認しながら、両肺野を聴診する。
(3) 再度心窩部で胃泡音が聴診されないことを確認する。
(4) 胃泡音が聴診されれば食道挿管である。また食道挿管ではバッグを押すときに重さを感じる（コンプライアンスが低い）。ただちにチューブを抜管してマスク換気を行う。
(5) 二次確認を行う。呼気二酸化炭素分圧測定器具、食道挿管検知器具を用いる（図15）。
(6) 迷う場合は再度喉頭展開し、直視下に確認する。

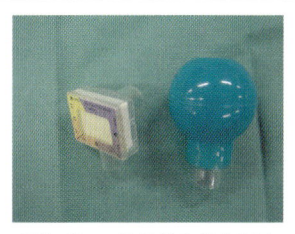

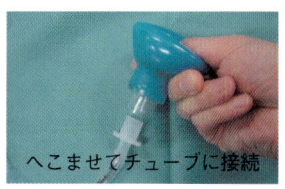

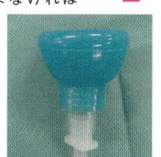

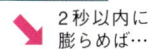

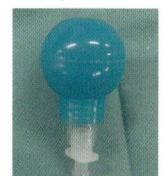

図15　気管挿管の二次確認法

5 気道異物

　固形物でなければ吸引チューブ、吸引嘴管を用いて吸引する。気管内吸引は盲目的にでも可能であるが、チューブが気管に挿入できない場合は、喉頭鏡を用いて直視下に吸引する。

　固形物の場合は開口して直視できればそのまま、直視できなければ喉頭鏡で喉頭展開し、マギール鉗子で把持する。噛まれる危険性があるため、決して指を突っ込まない。

　固形の気管内異物の場合は、確定診断のためX線写真、CTなどの画像所見が必要になる。除去するには軟性気管支鏡、場合によっては全身麻酔下に硬性気管支鏡を用いて行うこともある。そのため、気管内異物が疑われたらただちに病院へ転送する。

〔野田　英一郎〕

コラム

顎間固定がされている場合

　口腔外科手術においては、顎間固定されていることがある（左写真）。このような患者において緊急時に気道確保を行うときには、ワイヤーカッター（右写真）などを用いて固定を解除しなければならない。

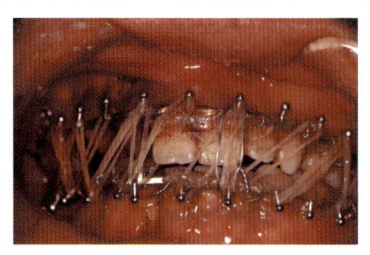

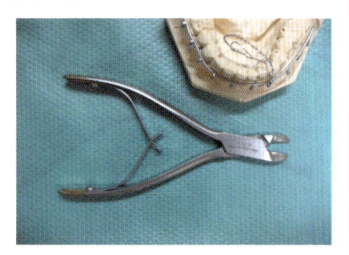

Ⅲ部　成人の二次救命処置 (Advanced Life Support)

モニター・電気ショック

Monitoring and electrical shock

1　心停止のリズム

心停止時の心電図波形は？
〜波形によって4つに分類しよう！

　心停止時の心電図波形は1種類ではなく、波形は4つに分類できる。この4つの分類はとても重要！　なぜなら、分類によって治療の方針が大きく変わるからだ！

■電気ショックの適応あり

1）心室細動（VF：Ventricular Fibrillation）

　それぞれの心筋細胞が無秩序に興奮している状態。心臓のポンプ機能は失われている。心電図ではP波、QRS波、T波を同定できず、幅も高さもバラバラである。

2）無脈性心室頻拍（VT：Ventricular Tachycardia）

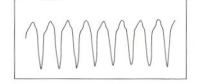

　心電図は広いQRS幅（0.12秒以上）の頻拍で、リズムは規則的なことが多い。脈の触れる場合と触れない場合があるが、脈の触れないVTはVFと同じ処置を行う。

■電気ショックの適応なし

1）心静止（Asystole、エイシストリー）

　心筋に電気活動が認められず、心電図ではいわゆるフラットラインを示している。潜在的VFが隠れていないか確認が必要。

2）無脈静電気活動（PEA：Pulseless Electriacl Activity）

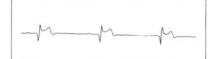

　VF、VT以外の心電図波形を認めるが、脈が触れない状態。脈拍が明らかではなく判断に迷う場合は、PEAと判断する。

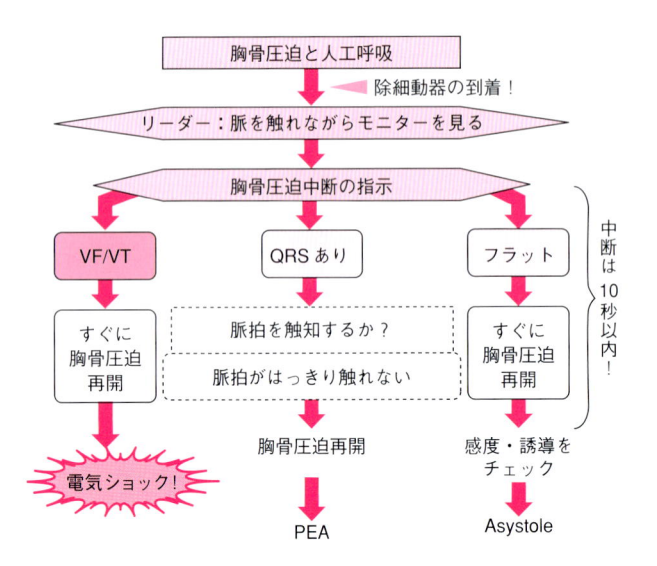

```
        ┌─────────────────────┐
        │   胸骨圧迫と人工呼吸   │
        └──────────┬──────────┘
                   ▼  ◀ 除細動器の到着！
     ┌─────────────────────────────┐
     │ リーダー：脈を触れながらモニターを見る │
     └──────────────┬──────────────┘
                    ▼
        ┌─────────────────────┐
        │   胸骨圧迫中断の指示   │
        └─────────────────────┘
```

図16　リズムチェックの流れ

（左）VF/VT → すぐに胸骨圧迫再開 → 電気ショック！
（中）QRSあり → 脈拍を触知するか？／脈拍がはっきり触れない → 胸骨圧迫再開 → PEA
（右）フラット → すぐに胸骨圧迫再開 → 感度・誘導をチェック → Asystole

中断は10秒以内！

コラム　潜在的VFと擬似心静止

II誘導では非常に小さな心電図波形であるのに、他の誘導ではVFとして認められることがあり、潜在的VFと呼ぶ。

リード線が外れている、モニターの感度が誤って低く設定されている、などの技術的なミスによって心電図がフラットにみえることがあり、擬似心静止と呼ぶ。

心電図でフラットラインをみた場合、すぐに心静止と判断せず、リード線、感度を確認し、誘導を変えて、本当にフラットであるか確認しよう。

2　VF/無脈性VT

VF/無脈性VTの治療は？
・電気ショックをいち早く行おう！
・電気ショックが無効なときは換気と薬剤投与。
・使用する薬剤はアドレナリンを覚えよう。

■VF/無脈性VTにはまず電気ショック！

　VF/無脈性VTと判断したら、すかさず胸骨圧迫を再開し、電気ショックの準備を行う。
　初回のエネルギー量は、
・二相性の除細動器の場合は120〜200Jで
・単相性の除細動器の場合は200〜360Jで
行い、電気ショックは1回のみ。
　電気ショックを行ったらすぐに胸骨圧迫から再開する。電気ショック後にはモニター波形の確認や脈拍の確認は行わず、すぐに胸骨圧迫を再開することを覚えておこう。
　2分間のCPRを行ったら、再度リズムのチェックを行う。この間に明らかな体動や呼吸再開などがあれば、胸骨圧迫を中断して状態を確認してよい。
　再度のリズムチェックで電気ショックの適応があれば、初回と同じ、または初回よりも高いエネルギー量でやはり1回のみ電気ショックを行う。
　電気ショックの合間には、次ページに記す救命処置の他に、原因検索も行おう（p.59、78参照）。

■電気ショックが無効な場合は？

　電気ショックが無効でVF/無脈性VTが続くとき、補助器具を用いた気道確保を行ってより確実な酸素化を図ったり、薬剤投与を行ったりしてよい。
　補助器具を用いた気道確保を行うと、確実な酸素化ができると同時に、胸骨圧迫を中断せずに連続して行うことができるようになる。
　薬剤はアドレナリンを用いる。アドレナリンはリズムチェック後に1回1mg/1mlを投与し、3〜5分ごとに繰り返す。
　実際には2分ごとにリズムチェックを行っているので、2回のリズムチェックごとにアドレナリンを1回投与することになる。
　アドレナリンの代わりにバソプレシンを20U投与してもよい。バソプレシンを投与してから10分経ってもVF/無脈性VTが続いていれば、再度投与するかもしくはアドレナリンの投与に切り替える。
　アドレナリン投与後にもVF/無脈性VTが持続するときは、抗不整脈薬の投与を考慮してよい。

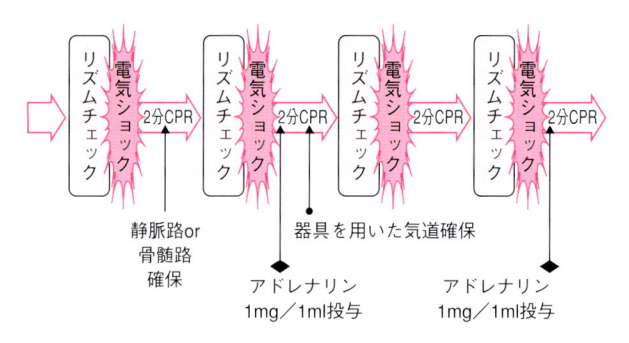

図17　VF/無脈性VTに対する治療の流れの例

3 PEA/心静止

PEA/心静止の治療は？
・電気ショックの適応がなければ換気と薬剤投与
・使用する薬剤はアドレナリンとアトロピン！
・原因をつきとめて原因治療を！

■PEA/心静止はしっかり確認

　まったく電気信号のないフラットな状態と判断したら、すかさず胸骨圧迫を再開する。その上で、本当に心静止かどうか、以下の3点を確認する。

> リード：リード線はずれによる擬似心静止かもしれない！
> 感　度：適切な感度になっているかどうかを確認する。
> 誘　導：潜在的VFを見逃さない。

　この3点を確認してもフラットな状態であれば、心静止と判断する。VF/無脈性VTではないが、何らかの波形が出ている場合、脈拍の有無を確認する。脈拍を明らかには触知できなければ、PEA（無脈性電気活動）と判断する。
　PEA/心静止のときの治療の流れはとても単純である。胸骨圧迫と換気を続け、2分ごとにリズムチェックする。
　この間に、より確実な酸素化のために補助器具を用いた気道確保を行ったり、薬剤を投与したりしてよい。
　薬剤はアドレナリンを用いる。アドレナリンはリズムチェック後に1回1mg/1mlを投与し、3～5分ごとに繰り返す。PEAで徐拍であった場合や心静止の場合は、アトロピンを1回1mg/1mlを3～5分ごとに極量3mgまで投与してもよい。

C．モニター・電気ショック

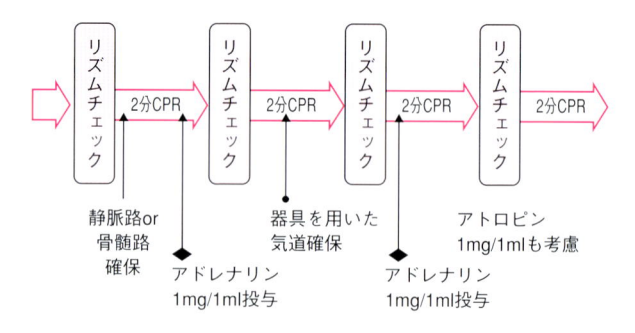

図18　PEA/心静止に対する治療の流れの例

■これだけで治療は十分？

　薬剤投与と胸骨圧迫のみでは循環回復は難しい。心肺停止になったのには何か原因があるはず。原因を推測して原因に対する治療を行うことが救命につながる！
　治療可能な原因は表11の「4T4H」を覚えよう。原因を推測するのに重要な行動は「3つの『カ』」。カルテ、からだ、家族から素早く情報を得て、原因を推測しよう。血液検査やX線写真などは結果が出るまでに時間がかかることを考え、まずはその場でできる情報収集を行う。
　基礎疾患や心肺停止前の状態によっては、蘇生を希望しない「DNAR*」を宣言している場合がある。侵襲的処置を始める前に、カルテに記載がないか確認しておこう。

表11　治療可能な原因（4H4T）

H	Hypoxia	低酸素症	T	Tension pneumothorax	緊張性気胸
H	Hypovolemia	循環血漿量の減少	T	Tamponade, cardiac	心タンポナーデ
H	Hypokalemia	低カリウム血症	T	Toxins	急性中毒
	Hyperkalemia	高カリウム血症	T	Thrombosis,	
	Metabolic	代謝障害		coronary	急性冠症候群
H	Hypothermia	低体温		pulmonary	肺血栓塞栓症

*Do Not Attempt Resuscitationの略。

4 電気ショック

- 日頃からいつでも使えるように除細動器の準備を。
- 電気ショック時には安全が第一！
- 胸骨圧迫の中断時間はできるだけ短く。

■日頃から準備

　心肺停止に出会う確率は低い。しかしいつ心肺停止に遭遇しても確実な蘇生処置が行えるように、日頃から準備をしておくことが重要である。

1）除細動器/AEDの配置場所は？
　勤務する施設、勤務する部署にもっとも近くにある除細動器あるいはAEDの位置を把握しておこう。施設内のマップを作っておくとよい。

2）使用できる状態にあるか？
　次に、使用できる状態であるかチェックしておこう。
- 電源が入るか
- バッテリーは充電されているか
- 通電用ペースト/ゲルパッドは備えられているか
- パドルはきれいに拭かれているか
- 充電/放電は可能か

これらは定期的に確認され、記録されていることが望ましい。

コラム

通電用ペーストとゲルパッド

　有効な電気ショックを行うためには、電気抵抗を減らすことが重要である。粘着式電極パッドが準備できれば、モニター電極としても使用することができ、安全で効果的。

　パドルを用いる場合、通電用ペーストをパドルに塗るか、ゲルパッドを胸壁に置き、しっかりと押し付ける必要がある。

　エコー検査用のジェルは通電率が低く、通電用ペーストの代用にはならないので、くれぐれも使用しないように。

■基本的な除細動器の使い方を知る

 せっかく除細動器が準備できても、使い方がわからなければ蘇生の役には立たない。まずは基本的な操作法を知っておこう。

1）基本的操作
①電源を入れる
 どんな機器も電源を入れなければ使えない。多くの機種では電気ショックのエネルギーを設定するダイアルが電源を兼ねている。AEDモード付きの機種の場合、モニターとAEDモードとでスイッチの位置が違うため、チェックが必要である。
②電極リードを装着する
 粘着式電極パッドがあれば、右の前胸部上部と左の側胸下部に装着する。3点リード式電極を使用するときは右肩、左肩、左側腹部に装着する。
③誘導、感度を変更する
 モニター心電図の誘導、感度を変えるボタンを確認しておく。モニターの基本はⅡ誘導。誘導の変更時に出てくるPADDLE誘導とは、除細動用のパドルが電極代わりになるモードである。

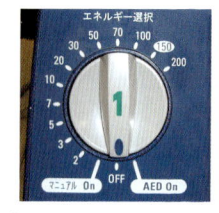

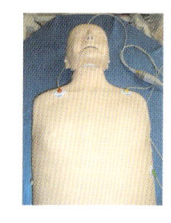

2）電気ショック時の操作
①エネルギー量を選択する
 除細動器本体のダイアルで設定できる。機種によっては本体のボタンや手元のパドルについたボタンで設定することもできる。
②充電する
 除細動器本体の1つのボタン、もしくは手元のパドルのどちらかについたボタンで充電する。

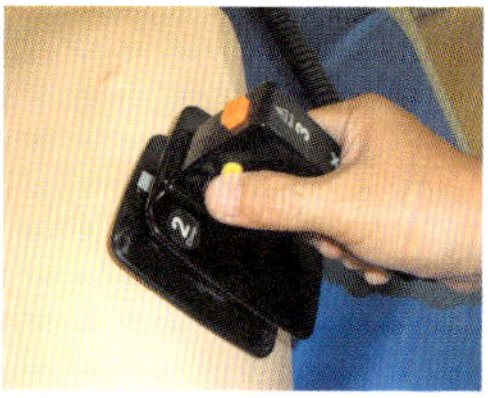

80　Ⅲ部　成人の二次救命処置

③放電する

　除細動器本体の2つのボタン、もしくは手元の両方のパドルについたボタンで放電する。放電のためには、2つのボタンが同時に押されている必要がある。

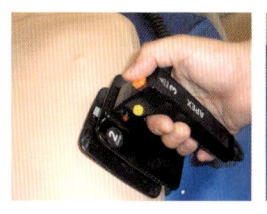

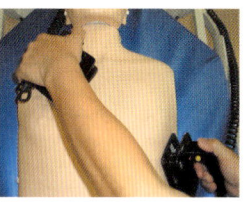

■電気ショックの手順（図19）

①除細動器の電源を入れ、電極リードを装着する。モニター心電図の誘導をⅡ誘導に設定する。このときは胸骨圧迫を継続させる。
②胸骨圧迫を中断し、リズムチェックを行う。VF/無脈性VTであれば、直ちに胸骨圧迫を再開させ、まわりの者にわかるようリズムを宣言する。
③エネルギー量を選択する。初回の電気ショックでのエネルギー量は、二相性の除細動器の場合は120〜200J、単相性の除細動器の場合は200〜360Jとする（小児では2〜4J/kgを目安とする）。
④パドルを胸壁に当てる。充電を行う前に、患者から離れるようまわりの者に指示をする。
⑤充電を開始する。充電のあいだに、周囲の安全確認を行う。自分、胸骨圧迫や人工呼吸をしている者、酸素、その他周囲の全員が離れているのを確認する。
⑥周囲の安全を確認後、ショックボタンを押す。
⑦ショック後はリズムや脈拍のチェックは行わず、すぐに胸骨圧迫からCPRを再開させる。胸骨圧迫の中断をできるだけ短くするよう心がける。
⑧5サイクル（約2分間）のCPRごとに再度リズムチェックを行い、VF/無脈性VTであれば再度電気ショックを行う。2回目以降の電気ショックでは、エネルギー量を初回と同じか、または高く設定する。

```
┌─────────────────────────────┐              ┌──────────┐
│    除細動器の電源を入れる    │              │ 胸骨圧迫 │
└─────────────────────────────┘              └──────────┘
・電極リードを装着                                  │
・モニター心電図はⅡ誘導を選択                      ▼            ┐
・この間、胸骨圧迫を継続                      ┌──────────┐     │
                                              │   中断   │     │ 中
┌─────────────────────────────┐              └──────────┘     │ 断
│  胸骨圧迫を中断し、リズムチェック │                              │ は
└─────────────────────────────┘              ┌──────────┐     │ 10
┌─────────────────────────────┐              │ 胸骨圧迫 │     │ 秒
│    VF/無脈性VTの判断        │              └──────────┘     │ 以
└─────────────────────────────┘                                │ 内
・直ちに胸骨圧迫を再開                                           ┘
・リズムを宣言

┌─────────────────────────────┐
│      エネルギー量の選択      │
└─────────────────────────────┘
・二相性：120〜200J　単相性：200〜360J
・小児では2〜4J/kgが目安

┌─────────────────────────────┐
│ パドルを胸壁に当て、しっかり圧着 │
└─────────────────────────────┘
・パドルに通電用ジェル or 専用パッド装着

┌─────────────────────────────┐              ┌──────────┐
│ 充電「充電するので離れて下さい」 │              │   中断   │
└─────────────────────────────┘              └──────────┘
・充電しながら周囲の安全を確認
                                              1：除細動器を操作する者自身
                                              2：胸骨圧迫・気道管理をして
                                                いる者の安全と、酸素が離れて
                                                いることの確認
┌─────────────────────────────┐              3：まわりのすべての人々
│     放電「放電します」       │
└─────────────────────────────┘
┌─────────────────────────────┐              ┌──────────┐
│ 直ちに胸骨圧迫からCPRを再開する │              │ 胸骨圧迫 │
└─────────────────────────────┘              └──────────┘
・胸骨圧迫の中断時間を最小に

┌─────────────────────────────┐              ・適応があれば再度電気ショック
│ 5サイクル（約2分間）のCPRごとにリズムチェック │    ・2回目以降のエネルギー量は、初
└─────────────────────────────┘                   回と同じまたは高いエネルギー量
```

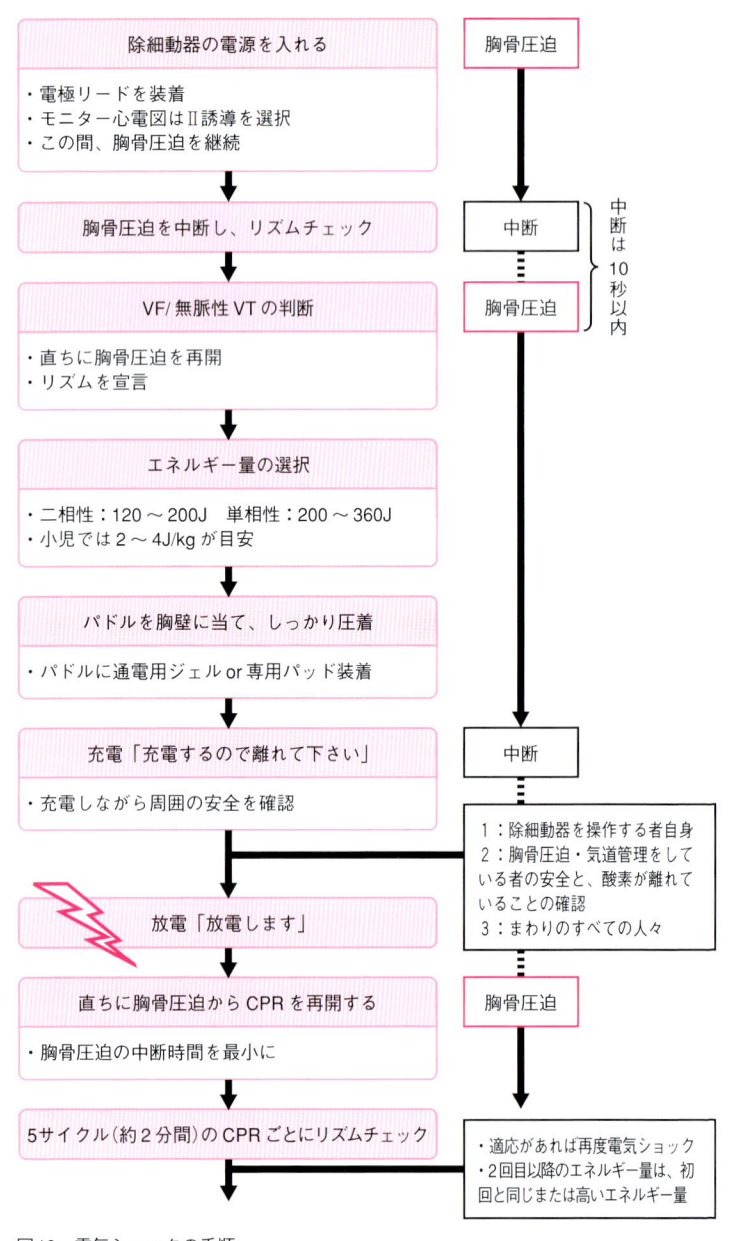

図19　電気ショックの手順

■安全で効果的な電気ショックの実際

1) パドルの位置と安全操作

　効果的な電気ショックのためには、パドルで心臓を挟み込む必要がある。右前胸部上部と左側胸部下部にしっかりと圧力をかけて押し付けよう。このとき、パドルやペースト、ゲルパッドが他のものに接触しないように注意！　左右のペーストやゲルパッド同士も触れ合わないようにする。

　貼付薬剤（ニトロ製剤や湿布など）は除去し、リード線は邪魔にならないように整理しておこう（p.40参照）。

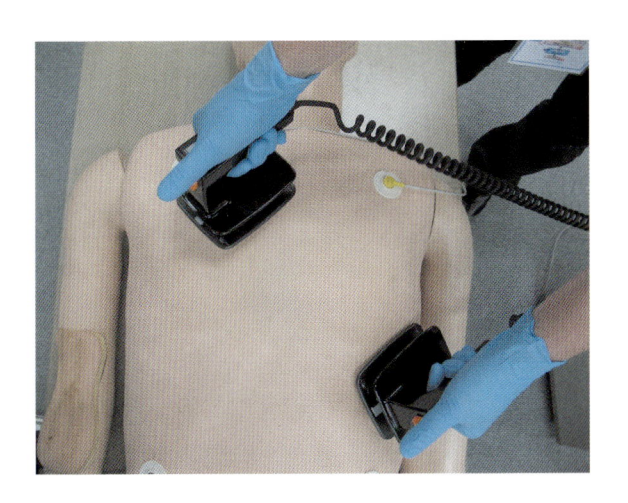

コラム

同期と非同期って何だろう？

　モニター心電図のQRS波にあわせて放電するようにプログラムされているのが同期モード、ボタンを押した瞬間に放電されるのが非同期モードである。VFのときは波形が不規則なため、同期がかからず、いつまでも放電できない。心停止に対する電気ショック時は、非同期モードになっているように注意しよう。

C．モニター・電気ショック

■放電前の安全確認

① 「自分よし」
　除細動器を操作する者自身が確実に離れているか。

② 「酸素よし」
　気道管理の担当者が確実に離れているか。酸素も遠ざける。

③ 「周囲よし」
　周りの人々が確実に離れているか。

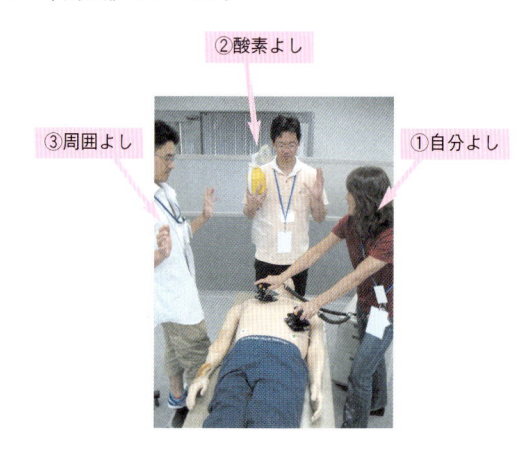

②酸素よし
③周囲よし
①自分よし

■電気ショック時も胸骨圧迫中断を最短に

　胸壁上で充電を開始できる準備が整うまでは、胸骨圧迫を継続する。充電の準備ができたら、胸骨圧迫の中断を指示すると同時に充電を開始。充電中に安全確認を行う。安全確認ができたらすばやく1回だけ電気ショックを行い、放電後は直ちに胸骨圧迫を再開する。モニター波形や脈の確認はここでは行わない。

〔山畑　佳篤〕

Ⅲ部　成人の二次救命処置（Advanced Life Support）

D 薬　剤
Drugs for cardiac arrest

1 薬剤投与経路

　心肺停止時には基本的なCPRと迅速な除細動が最優先されるべきであり、蘇生時の薬物投与は、その後に考慮される治療行為である。薬剤投与路の確保はCPRや除細動の妨げにならずに迅速かつ安全に行いうることが必要である。
　そこで薬剤投与のアクセスとして新たな輸液路を確保する際の選択順位はアプローチのしやすさ、合併症の発生頻度を考慮し以下のようになる。

①末梢静脈路→②骨髄内投与→③その他（中心静脈路・気管内投与）

　使用する輸液は、乳酸（酢酸・重炭酸）リンゲル液あるいは生理食塩液など、糖を含まず細胞外液に準じるものを第一選択とする。もちろん蘇生開始前からすでに確実な中心静脈路が確保されている場合は、薬剤は中心静脈から投与する。

■末梢静脈路

　末梢静脈路は確保に際しCPRの中断を必要とせず、迅速に施行できる。また合併症の発現頻度・重症度も低いため第一選択となる。欠点として薬剤の中心循環への到達までに1〜2分を要するため、それを補う目的で以下の方法で投与するとよい。
・肘の正中皮静脈が確保しやすい（図20）。
・静脈留置針は確保可能な限りで太くて短いものを選択する。
・薬剤をボーラス（急速単回）投与。
・ひきつづき輸液を20mlボーラスで追加注入、または全開投与。
・静脈路が確保されている四肢を10〜20秒間挙上する。

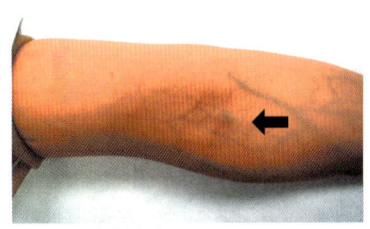

図20　正中皮静脈

■骨髄内投与

　経骨髄のアクセスは、循環不全時にも虚脱することない静脈叢への薬剤投与を可能とする。骨髄内への薬剤投与は、すべての年齢において安全かつ有効に行いうることが示されている。

(1) 穿刺部位は脛骨骨幹近位の前面内側を第一選択とし（図21）、専用の穿刺針（図22）がなければ骨髄生検針、硬膜外穿刺針あるいは18G針で代用する。
(2) 穿刺部を消毒する、清潔操作が望ましい。
(3) 針先を垂直よりやや下方（脛骨遠位）に傾けて皮膚を穿刺する（図23）。
(4) 先端が骨に達したら、力を加えねじ込むように針を進める。
(5) 針先が骨髄内に達すると、急に抵抗が消失する。
(6) スタイレットを抜き、輸液回路を接続する。
(7) 輸液20mlを急速注入すると以後の輸液の流れがスムーズになる。

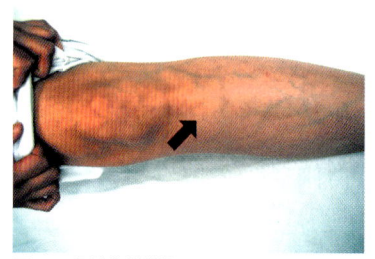

図21　骨髄穿刺部位

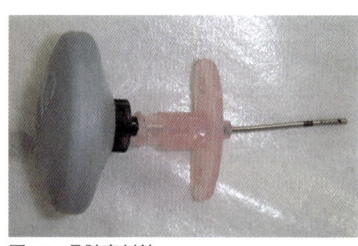

図22　骨髄穿刺針

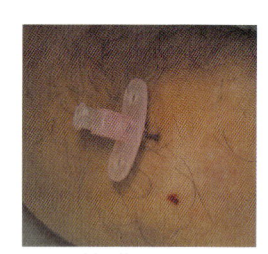

図23　刺入後

■その他

1）中心静脈路

除細動と末梢静脈あるいは骨髄内への薬物投与の後にも自己心拍が再開しない場合に、中心静脈路の確保を考慮してもよい。中心静脈路の確保は急性冠症候群や虚血性脳卒中に対する血栓溶解療法を行う際には相対的禁忌であるので注意が必要である。

2）気管内投与

静脈路および骨髄路を確保できない場合で、気管挿管がすでになされている場合には気管内投与を考慮する。気管内に投与可能な主な薬剤はリドカイン、アトロピン、アドレナリンである。しかし気管内投与における至適薬剤投与量は不明であり、同量の投与では静脈内投与や骨髄内投与に比して血中濃度が低くなる。この低濃度のアドレナリンによるβ作用が、蘇生時にはかえって有害である可能性がある。このため蘇生時の気管内投与の位置づけは以前より低くなっている。気管内投与の方法は以下のとおりである。

(1) 静脈内投与量の2〜2.5倍量の薬剤を5〜10mlの蒸留水あるいは生理食塩液に溶解する
(2) シリンジに気管吸引チューブを装着し、先端を気管まで到達させる（図24）。
(3) 薬剤を急速に気管内に散布し、数回の換気を行う。

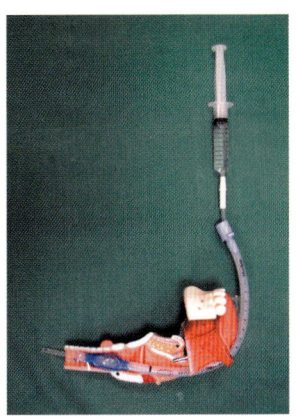

図24　気管内投与のシリンジ〜チューブの装置概念図

2 【参考】心停止で用いる薬剤

　心停止時の薬剤投与はできるだけすみやかに行う。結果的に薬剤投与のタイミングが電気ショックの前になっても、後ろになってもかまわない。しかしいずれにしても薬剤投与のために電気ショックが遅れることがあってはならないし、薬剤投与のために胸骨圧迫を中断してはならない。また難治性のVFおよび無脈性VTでは漫然と抗不整脈投与を試みるだけではなく、背景となる原因疾患を検索する必要がある。

■アドレナリン

　心停止患者への第一選択薬である。α作用によりCPR中の冠動脈圧・脳灌流圧を増加させる。

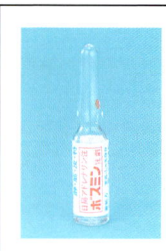

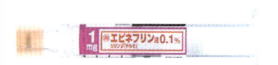

> **代表的製剤**：ボスミン®注、エピネフリン®注0.1％（1A；1mg/1ml）
> **適　応**：①VFおよび無脈性VT　②心静止と無脈性電気活動
> **使用法**：1mgをボーラス投与、3～5分ごとに繰り返し投与

■バソプレシン

　非アドレナリン作用性に冠動脈圧を上昇させる。アドレナリンに比して明らかな優位性は示されていない。

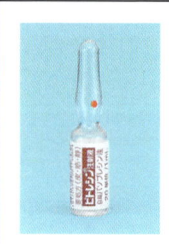

> **代表的製剤**：ピトレシン®注射液（1A；20U/1ml）
> **適　応**：①VFおよび無脈性VT　②心静止と無脈性電気活動
> ※日本国内では心停止に対する保険適応はない。
> **使用法**：アドレナリンの初回あるいは2回目の投与の代わりに、一度40Uを静脈内あるいは骨髄内にボーラス投与。

■アミオダロン

VT、VFに対する抗不整脈薬としては第一選択として位置づけられる。

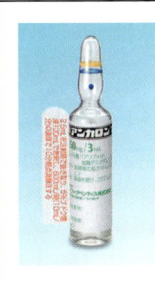

> **代表的製剤**：アンカロン®注150（1A; 150mg/3ml）
> **適　応**：CPR・除細動・アドレナリンが奏功しないVFと無脈性VT
> **使用法**：125mgを5%ブドウ糖液100mlに希釈し10分間かけて投与。欧米では心停止時は1回300mgのボーラス投与および150mgの追加投与が推奨される投与法である。

■リドカイン

長年VT、VFに対して使用されてきたが、その有効性は証明されていない。アミオダロンと比較して心拍再開率は低く、心静止に至る率が高いことが報告されており、今後はアミオダロンに対する代替の治療薬として位置づけるべきである。

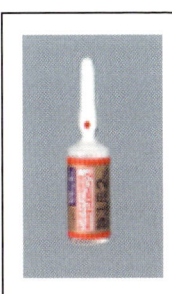

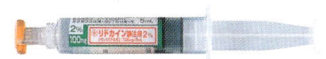

> **代表的製剤**：静注用キシロカイン® 2%（1A; 100mg/5ml）
> **適　応**：CPR・除細動・アドレナリンが奏功しないVFと無脈性VT
> **使用法**：1〜1.5mg/kgをボーラス投与、0.5〜0.75mg/kgを最大3mg/kgまで5〜10分間隔で追加投与可能

■ニフェカラント

　心機能を抑制することはなく、リエントリーが関与する心室頻拍および心室細動に対して効果を示す。QT延長などの作用を有しているので、使用に慣れた者のもとでの使用が推奨され、今後の心停止に対する効果のエビデンス集積が望まれる。

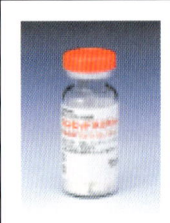

> **代表的製剤**：シンビット®（1V；50mg）
> **適　応**：CPR・除細動・アドレナリンが奏功しないVFおよび無脈性VT
> **使用法**：0.15mg/kgの単回投与。

■マグネシウム

　QT延長に起因する不規則性で多形性のVTいわゆる torsades de pointesに対して有効である。

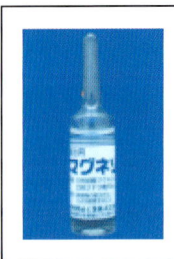

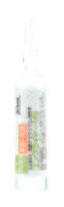

> **代表的製剤**：マグネゾール®（1A; 2g/20ml）、コンクライトMg®（1A; 1g/20ml）
> **適　応**：torsades de pointes（不規則性/多形性VT）による心停止（保険適用外）
> **使用法**：硫酸マグネシウムとして1～2gを5～20分かけてゆっくり投与

■アトロピン

　心停止に対する効果の明らかなエビデンスはないが、迷走神経を抑制し心拍増加・血圧上昇作用が期待され、迷走神経の異常な興奮によっても引き起こされる可能性がある心静止・徐拍性PEAへの投与は理にかなっている。

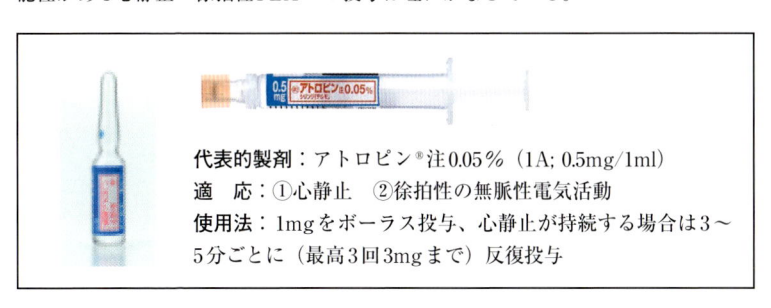

代表的製剤：アトロピン®注0.05％（1A; 0.5mg/1ml）
適　応：①心静止　②徐拍性の無脈性電気活動
使用法：1mgをボーラス投与、心静止が持続する場合は3〜5分ごとに（最高3回3mgまで）反復投与

■炭酸水素ナトリウム

　心停止時のルーチン使用は推奨されない。後述の特殊な病態には適応がある。

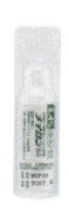

代表的製剤：メイロン84®（1A; 20mEq/20ml）
適　応：高カリウム血症、三環系抗うつ薬中毒、既知の代謝性アシドーシス
使用法：1mEq/kgの静注、以後血液ガス分析の結果により投与量を調節する。

〔若杉　雅浩〕

Ⅲ部　成人の二次救命処置（Advanced Life Support）

E 歯科診療でみられるさまざまな病態
Focused situations on dental practice

1 迷走神経反射

　神経原性ショック、脳貧血、三叉迷走神経反射、血管迷走神経性反射などの用語で呼ばれている。眼球圧迫、頸動脈洞マッサージ、氷嚢を皮膚に当てる、深呼吸を行って息こらえを行う、いわゆるバルサルバ手技の施行などで迷走神経反射が起こる。対応については p.117 の症例を参照のこと。

■疫　学

　歯科患者の全身的偶発症のうちでもっとも多く、約5割を占める（図25）。発症時期は注射針刺入時から直後にかけてがもっとも多い。不安、緊張、恐怖など精神的ストレスや疼痛刺激などのストレスによって誘発される。したがって、患者をリラックスさせたり、できるだけ無痛状態で治療を行うことが予防につながる。誘因として坐位治療、高い室温、疲労・睡眠不足、空腹など体調不良があげられる。

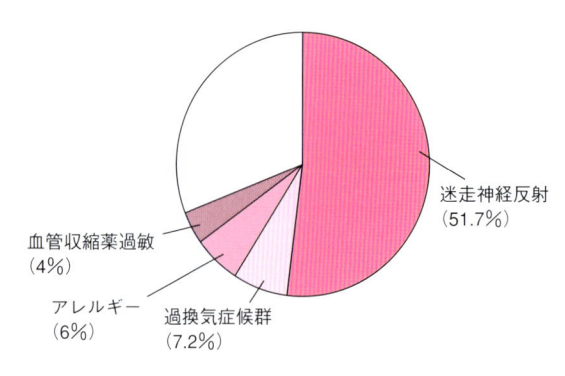

図25　歯科患者の全身的偶発症例1,274症例中に占める代表的偶発症の割合
　　　日本歯科麻酔学会雑誌　27：3,1999.より

- 迷走神経反射（51.7%）
- 過換気症候群（7.2%）
- アレルギー（6%）
- 血管収縮薬過敏（4%）

■機　序

大きく3つに分類できる。交感神経緊張では通常、迷走神経緊張が起こる前に心拍数・血圧が多少増加する。

1）迷走神経活動の亢進による血圧低下と徐脈
(1) 三叉迷走神経緊張→機械的な三叉神経の直接刺激
(2) 中枢性迷走神経緊張→痛み・緊張など中枢性の迷走神経緊張

2）交感神経の興奮のみを要因とする血管拡張による血圧低下、これに引き続いた間接的な迷走神経活動の亢進による徐脈

痛み・緊張で交感神経緊張
　→①交感神経性血管拡張→静脈還流量減少→心拍出量減少→血圧低下
　　②エピネフリン遊離→心筋収縮力増加→心臓迷走神経緊張（求心性）→遠心性
　　　交感神経抑制・遠心性迷走神経抑制→血管拡張・徐脈→血圧低下・徐脈

3）交感神経活動低下による血管拡張からの血圧低下
迷走神経亢進の関与はなく、徐脈を呈さない。

■症 状

　脈は弱く、通常徐脈を呈する。循環抑制の程度により、軽症から心停止まで症状はさまざまである。

1）軽症
　一過性で薬物投与をしなくても短時間で回復する軽症例が大多数であるが、他覚的には血圧低下、顔面蒼白、額の発汗、四肢冷感が認められ、悪心、口渇を訴える。

2）失神
　一時的な意識消失や、瞬間的に体の硬直をきたすことがある。

3）ショック
　神経原性ショックやデンタルショックと呼ばれる。血圧低下が自力で回復できず、末梢循環不全を呈する。

4）突然の心停止
　心静止をきたす。意識消失を伴うが、他の心静止と比べて予後はよい（図26）。

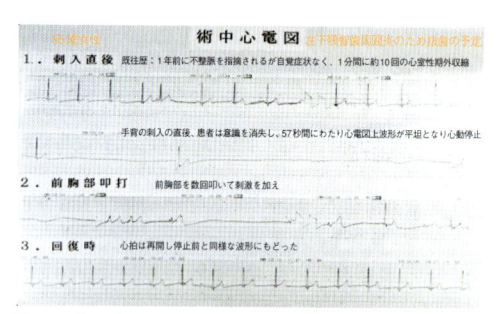

図26　静脈内鎮静法の静脈確保時に心動停止をきたした1症例
〔文献2）より引用〕

●参考文献
1) 金子譲：歯科治療における全身的偶発症．歯科麻酔学，第6版，古屋英毅，他編，医歯薬出版，東京，p.551-567, 2006.
2) 新保優，他：静脈内鎮静法の静脈確保時に心動停止をきたした1症例．日本歯科麻酔学会雑誌，17：365-371, 1989.

2 過換気症候群

　過換気症候群（Hyperventilation syndrome）とは、精神的不安、緊張、興奮、恐怖などの精神心理的要因から過呼吸（呼吸の数と深さが増した状態）となり、神経系、呼吸器系、循環器系、消化器系の多彩な身体症状を呈する症候群である。

　10代後半から20代にかけての若い女性に多いが、男性や高齢者にもみられることがある。また、心筋梗塞、気胸、肺塞栓の患者が本症候群と誤診されて死亡した例も報告されており、診断においては致死的疾患を除外することが重要である（p.119の症例も参照のこと）。

■原　因

　精神心理的要因以外に明確な原因はなく、驚愕や疼痛などが過換気発作の誘因となる。とくに歯科治療時の疼痛や音刺激などで起きやすい。

■病　態

　身体症状のほとんどは、過換気による動脈血二酸化炭素分圧の低下（呼吸性アルカローシス）に起因する。

1）中枢神経
　過換気による血中の二酸化炭素分圧低下が脳血管収縮をまねき、脳血流量が減少することで意識混濁、悪心、息苦しさ、呼吸困難感、死の恐怖、失神が生じる。

2）筋肉・神経系
　呼吸性アルカローシスによるpH上昇が血中遊離Ca^{++}の減少をまねき、四肢のテタニー様痙攣、しびれ感、手指の硬直〔カルパルスパスムス（carpal spasm）、助産師の手、図27〕をまねく。

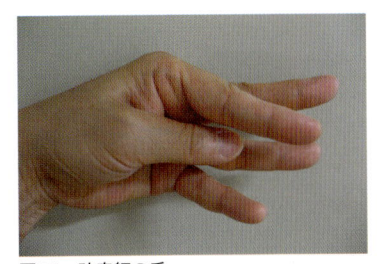

図27　助産師の手

3）循環器系
　情動刺激による交感神経緊張からカテコラミンの分泌が促進され、動悸、頻脈、胸部圧迫感、発汗などの症状が出現する。

4）消化器系
　過換気に伴う過剰な空気の嚥下が腹痛、悪心あるいは腹部膨満感を引き起こす。

E．歯科診療でみられるさまざまな病態

■症 状

1）自覚症状
・呼吸器症状：息苦しさ、呼吸困難感、空気飢餓感（空気を吸っても空気が足りないと感じる状態）
・循環器症状：動悸、胸部絞扼感、胸痛など
・神経症状：四肢末梢と顔面、とくに口唇周辺のしびれ感、四肢硬直、テタニー様痙攣発作のほか、意識が遠のく死の恐怖、めまい、意識障害がある
・消化器症状：腹痛、悪心、腹部膨満感
2）他覚症状
　頻呼吸（25回/分以上）、頻脈、四肢のテタニー様痙攣、手指の硬直（カルパルスパスムス）、意識混濁、失神

■処 置

（1）息こらえ（発作の初期あるいは軽症の場合）
（2）呼気再呼吸（図28）
　紙袋（3〜5Lの容量）を口に当て、自分の呼気を再呼吸させる（ペーパーバッグ法）。ビニールやポリ袋は低酸素症の危険があるため、3回に1回は外気を吸わせる。（大気中の$CO_2 ≒ 0.04\%$、呼気中の$CO_2 ≒ 4\%$）

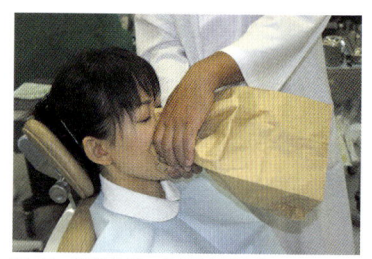

図28　紙袋を用いた呼気再呼吸

（3）ジアゼパム（0.1〜0.2mg/kg）かミダゾラム（0.05mg/kg）を静注（呼吸抑制に注意）する。それでも無効な場合にはドロペリドールやグルコン酸カルシウムの静注。酸素投与は無効か悪化する。

■鑑別疾患

　発作時の症状が激烈なためにアナフィラキシーや局所麻酔薬中毒の初期と間違えやすいが、特徴的な過呼吸発作と助産師の手により鑑別は容易である。
　以下に鑑別疾患とその特徴を示す。
　　　　　アナフィラキシー：皮膚症状、循環虚脱、失禁
　　　　　局所麻酔薬中毒：多弁、興奮、全身痙攣
　　　　　迷走神経反射：血圧下降、徐脈、四肢弛緩
　診断は臨床症状から容易であるが、動脈血ガス分析で低二酸化炭素分圧血症（Pa_{CO2} 34mmHg以下）の存在により確定診断される。また過換気誘発テスト（1分間に30回の意識的な過換気）で陽性の場合、1分以内に発症をみる。
　パニック障害との鑑別が必要だが、重複する症例もあり、精神科による対応が必要な場合もある。

■予　防

　ラポールの形成、精神的緊張の緩和、除痛に主眼をおく。
（1）信頼関係の構築
（2）静脈内鎮静薬の併用（ミダゾラム、ジアゼパム使用）
（3）表面麻酔の活用による疼痛対策
（4）病態の認識による患者教育
　発症の機序を理解させ、術前に深呼吸を控えさせたり、起こりそうになったら息こらえをするなど、患者自身にある程度コントロールが可能なことを教育することも重要である。

3 アナフィラキシー

　歯科診療で遭遇する偶発症には血管迷走神経反射による血圧低下、過換気症候群、局所麻酔薬中毒、アナフィラキシーショック等がある。その発生頻度は歯科口腔外科外来で約1％とされ、そのなかでアナフィラキシーが占める割合は3％程度に過ぎない。また別の報告によるとアナフィラキシーの発生頻度は、年間で10万人あたり10〜30件と推定されている。

　アナフィラキシーは健常人に突然発症し、気道閉塞や循環虚脱が急速に進行すれば短時間で心肺停止に至る危機的病態である。歯科診療に従事する者はその病態を理解し、迅速かつ適切な対応ができるように訓練しておくことが必要である（p.120の症例も参照のこと）。

■原因、病態と症状

1）原因

　体外由来の異物や刺激（虫刺症、ハウスダスト、牛乳・卵・そばなどの植物、抗生剤や局所麻酔剤などの薬物、造影剤など）に対して、生体が過剰なアレルギー反応を示し、血管拡張・血管透過性亢進・気管支平滑筋収縮などが惹起されると症状が出現する。薬剤によるアナフィラキシーでは、経口投与よりも注射の方が早期に症状が発現し、また注射では静脈内、筋肉内、皮下の順に発現が早い。発症までの時間が短いものほど重症化する傾向が多いため、薬物投与直後にはアナフィラキシーの前駆症状を監視する必要がある。

2）病態

　アナフィラキシーは抗原に対する過敏反応で、IgEを介する。Ⅰ型アレルギー反応により生じる。その機序は、体内に侵入した抗原（異物）が抗原提示細胞を介してT細胞を活性化し、産生・分泌された種々のサイトカイン（IL-4、IL-13など）が、B細胞を活性化しIgE抗体の分泌を促進することによる。さらに肥満細胞や好塩基球を活性化させヒスタミン、セロトニン、プロスタグランジン、ロイコトリエン、血小板活性化因子（PAF）などの化学伝達物質を分泌させ、それらの総和として血管拡張・血管透過性亢進・気管支平滑筋収縮・冠動脈収縮などが生じる。血管拡張は血圧低下をまねき、血管透過性が亢進することで局所・全身の浮腫が進行する。気道系の浮腫は上気道閉塞や肺水腫の原因となる。また気管支平滑筋収縮は気管支攣縮による呼吸困難をきたす。

　一方、IgEを介さない（抗原抗体反応によらない）アナフィラキシー様反応があり、この場合も同様の症状を呈する。その機序として①肥満細胞を直接刺激し脱顆

粒を惹起するもの（例：アスピリンなどのNSAIDs薬剤によるアナフィラキシー）、②アラキドン酸代謝の異常が関与するもの、③免疫複合体形成や補体を活性化するもの（例：血液製剤、輸血によるアナフィラキシー）、④特発性（例：運動誘発性）などがある。いずれの場合も最終的には肥満細胞や好塩基球を活性化し、分泌される化学伝達物質の作用によりアナフィラキシーと同様の症状を発現する。

3）症状

　前駆症状は非特異的で、胸部不快感、掻痒感、不安感・多弁・興奮などの精神状態、四肢のしびれ感、口腔内異味（金属味など）、尿意・便意、嘔気・腹痛などがみられる。これらの症状を早期に把握するには、薬剤の投与直前にこのような症状を感じたらすぐに教えてほしい旨を伝えておくとよい。

　アナフィラキシー、なかでもアナフィラキシーショックは早期発見・早期対応（迅速で適切な救急治療）が原則である。アナフィラキシーショックは通常、抗原に曝露されたあと数分〜1時間以内に症状を発現することが多く、発症までの時間が短いものほど重症化する傾向が認められている。また、初期の症状が一時消退したあとしばらくして症状が再現することが5〜20％に認められたという報告もあり、注意を要する。

　アナフィラキシーの症状について表12にまとめたが、もっとも頻度が高い（90％）のは、蕁麻疹、血管性浮腫等の粘膜・皮膚症状で、ついで窒息感・呼吸困難・喘鳴などの呼吸器症状（30％）である。致命的な症状の喉頭浮腫による気道閉鎖や呼吸不全（死因の約75％）、難治性低血圧（死因の約25％）はできるだけ早期に認識し迅速に対応しなければならない。

表12　アナフィラキシーでみられる症状

	自覚症状	他覚症状
全身症状	熱感、不安感、無力感	冷汗・冷感
粘膜・皮膚症状	皮膚掻痒感	皮膚蒼白、皮膚の一過性紅潮、蕁麻疹、眼瞼浮腫、流涙、口腔粘膜浮腫
消化器症状	悪心、腹痛、腹鳴、便意、尿意、異味感、口腔内違和感	悪心、嘔吐、下痢、糞便、血便、便失禁、尿失禁
呼吸器症状	鼻閉、咽喉頭部狭窄感、窒息感、胸部絞扼感	くしゃみ、鼻汁、咳嗽、喘鳴、嗄声、呼吸困難、気管支攣縮、チアノーゼ
循環器症状	心悸亢進、胸内苦悶、動悸、胸部絞扼感、胸部不快感	血圧低下、脈拍微弱、頻拍、チアノーゼ
神経症状	めまい、眼前暗黒感、耳鳴、頭痛、口唇部や四肢末端のしびれ感	虚脱状態、痙攣、意識消失

　ショックの症状は、英語の頭文字をとって5P（ショックの5徴）と呼ばれる（表13）。これらの徴候を日常的に表現すれば、

- 顔や曝露された身体部位（手・前腕など）の皮膚が血の気が引いたように見える（蒼白）
- 顔つきや身体の緊張がなくなり、いかにもぐったりした様子で呼びかけても反応が乏しい（虚脱）
- 顔や手・前腕に触れてみると冷たいにもかかわらず汗で湿潤している（冷汗）
- 脈を触れてみると微弱である
- 呼吸の観察（胸の動きを見て、口・鼻から息をする音が聴いてみて、さらに観察者の頬を口・鼻に近づけ息を感じてみる）では呼吸が弱く遅い（あるいは呼吸がない）

ということになる。これらの症状を認めたら、ただちにショックと判断し、すみやかに対応する。

表13　ショックの症状；5 P

皮膚・顔面蒼白（pallor）
精神的・肉体的な虚脱（prostration）
冷汗（perspiration）
微弱な脈拍から脈拍の触知不能（pulselessness）
呼吸不全（pulmonary insufficiency）

■初期対応

1）原因物質の除去

　診療中にアナフィラキシーを疑った場合にとるべき最初の行動は、原因と考えられる物資の投与をただちに中止することである（できれば、体内に入った原因物質を除去する）。抗生剤などの薬剤を経脈的に投与していれば投与を中止し、原因薬剤が残存している輸液ルートを新しいものに交換する。貼付薬剤であればすぐに剥がす。

2）応援要請と一次救命処置

　次に身近にいるスタッフを集めるなど応援を要請（大声で呼ぶなど）し、ついで意識の確認と呼吸・循環のチェックを行う。具体的には、意識の確認は呼びかけに対する応答で評価し、応答がなければただちに一次救命処置を開始する。

　呼びかけに反応があり、気道が開通し（上気道の閉塞がない）、呼吸が十分であれば、全身状態と呼吸数、酸素飽和度、心拍数、血圧などのバイタルサインをチェックする。応援が駆けつければ、酸素投与、モニター装着、静脈確保などの処置を行う。

3）医療機関への搬送

アナフィラキシーと判断すれば、早いうちに救急医療機関へ連絡して救急医の指示のもとに救急搬送を開始する。判断と連絡が遅れると、急速に進行するアナフィラキシーへの対応が不十分になり不幸な転機の原因となる。

4 局所麻酔薬中毒

歯科麻酔のほとんどは局所麻酔で、わが国では年間におよそ6,000万本の局所麻酔カートリッジが使用されているという。代表的な麻酔薬は塩酸リドカインで、市販されているカートリッジには塩酸リドカインと血管収縮剤としてアドレナリン、および微量の添加剤が含まれている。

局所麻酔薬使用に伴う偶発症の原因は、既往疾患（高血圧、肝・腎機能障害、心不全など）の増悪、注入した薬剤に起因するもの、そして精神的要因によるものがある。注入した薬剤による偶発症は局所麻酔薬の中毒、アレルギー、血管収縮剤による反応などがある。注入した薬剤の血中濃度が一定以上に上昇すると急性中毒の症状を呈する（p.121の症例も参照のこと）。

■局所麻酔薬中毒の症状

全身痙攣が特徴であるが、実際の症状は多彩で他の原因による全身異常（薬剤によるアナフィラキシーショック、血管収縮薬の過量反応など）との判別が困難な場合がある。

もっとも重要なのは初期症状の察知であるが、注射薬の血管内大量注入や粘膜への表面麻酔薬の大量使用などでは、血中濃度の急速な上昇のために初期症状を呈する余裕もなく急激に末期症状（呼吸・循環抑制、心肺停止）を呈することがあり、注意が必要である。表14に症状とその処置についてまとめた。

表14 局所麻酔薬による急性中毒の症状と処置

程度	症状	発現	処置
軽症	悪心、嘔吐、顔面蒼白、冷汗、四肢振戦	不定	臥床、下肢挙上、酸素吸入、静脈路確保
中等度	精神的興奮、多弁、初期は頻脈・血圧上昇、ついで循環虚脱、表情筋の痙攣から全身痙攣	遅発性	臥床、下肢挙上、酸素吸入、静脈路確保、モニター、補助呼吸、ジアゼパム投与
重症	意識消失、呼吸停止、心血管虚脱・心停止、瞳孔散大	速発性	二次救命処置

中毒の初期症状として興奮、多弁、悪心・嘔吐、眩暈、耳鳴など中枢神経症状がみられ、バイタルサインでは頻脈、血圧上昇や呼吸促迫がみられる。呼びかけに対しては反応があるが、この時点で必要なマンパワーを要請し、モニター装着、酸素吸入（10L以上／分）、静脈確保ができることが望ましい。

　症状が進むと呼びかけに対する反応が低下、あるいは意識がなくなり、眼輪筋、表情筋の間代性痙攣から四肢、全身痙攣を呈する。痙攣にともなって頻脈、血圧上昇、不整脈などを生じる。痙攣に対しては成人ではジアゼパム5～10mgを静注するが、ミダゾラムを用いる場合は催眠・呼吸抑制がジアゼパムより強い点に注意する。ジアゼパムは痙攣が消失するまで適宜追加投与するが、チオペンタールやペントバルビタールを用いる場合も、同様に痙攣が消失することを目安に静注する。静注した薬剤の血中濃度が低下するにしたがって痙攣が再発するため投与量・間隔に注意する。上記薬剤が無効で痙攣が消失せず、補助的人工換気が不可能な場合は、筋弛緩薬を使用し高度な気道確保と人工呼吸を行う。

　呼吸抑制から停止、チアノーゼなどの循環不全を呈する場合は、一次救命処置（BLS）に引き続き二次救命処置（ICLSあるいはALS）を開始する。

■予防と早期発見

　局所麻酔薬の血管内への直接注入や、適量を超える使用を避ける。また適量使用に際しても、局所麻酔薬の血中濃度が異常に上昇する肝機能障害や妊娠、循環血液量や心拍出量の減少などの特殊病態に留意が必要である。

　そのため、局所麻酔薬注入前の吸引テストの施行は必須であり、注射薬より高濃度に調整されている表面麻酔薬を薬物の吸収性に富む粘膜面へ貼布する場合には必要最少量に留める。

　局所麻酔実施中には患者に話しかけ、患者の反応の変化を観察する。反応に変化があれば麻酔薬の投与を中止し、応援要請と救急処置の必要性を判断する。

■救急処置

①緊急コール（応援要請、119番通報を含む）、AEDかモニター付除細動器と救急カートを準備する

医療者がチームとして落ち着いて適切に行動するためには、リーダーの存在と正しいリーダーシップの発揮が必要となる。

②酸素投与（10L以上/分）。必要に応じて人工呼吸、モニター装着、静脈確保

これらの処置とは別に、患者のバイタルサインの評価、処置や治療を含めたイベントの時間と内容の記録を行う。家族への連絡と説明も早い時期に行う。

③微弱な呼吸（死戦期呼吸など）、反応がなくなったら

ただちにBLSを開始し、必要に応じてICLS/ALSを開始する。ICLS/ALSが行えない場合はBLSを続行し、ALSチーム（院内の専門医療チーム、119番通報で駆けつける救急救命士など）が来たら蘇生を引き継ぐ。

〔長坂　浩、佐野　公人、山川　耕司、高橋　誠治、池上　敬一〕

Ⅳ部

代表的なシナリオ
Scenarios

症例1：69才・男性

■外来での急変

状況：
　外来で治療が終了し、ユニットから立ち上がった患者が胸を押さえて倒れた。呼びかけると応答はあったが、すぐに応答はなくなった。

経過：
　応援を呼びすぐに呼吸と脈を確認。いずれも認めず、ただちに胸骨圧迫を開始、またバッグ・バルブ・マスクで人工呼吸も行った。心電図モニターを装着すると無脈性VTであった。静脈ラインの確保と除細動の準備ができ、再度波形を確認すると洞調律となっており、脈も触れるようになった。

コメント：心筋梗塞、VT
　心停止と思われた場合はすぐにCPRを開始する。

まとめ
　無脈性VTはVFと同様に、早期の除細動が治療の決め手である。

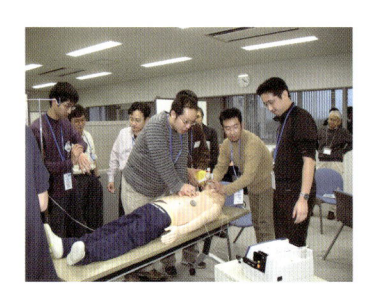

症例2：69歳・男性

■歯科治療後に突然！

状況：

あなたは開業歯科医である。歯科治療が終了しユニットから立ち上がった患者が胸の圧迫感を訴え、倒れた。呼びかけると応答はあったが、間もなく応答はなくなった。

経過：

スタッフに救急隊への連絡とAEDの準備を指示、脈を確認できずあえぎ呼吸であったため人工呼吸を始め、胸骨圧迫を開始。AEDを装着したところ除細動が必要とのメッセージが流れ、除細動を行った。さらに胸骨圧迫と人工呼吸を続け、2回目の除細動を行った。体動が出現し、呼びかけにもうなずくようになった。AEDを装着したまま注意深く観察していると救急隊が到着し、救急病院へ搬送された。

コメント：心筋梗塞

　心停止、呼吸停止が確認されたらすぐにCPRを開始する。

まとめ：

　救急蘇生にはCPRとAEDの使用がきわめて重要である。

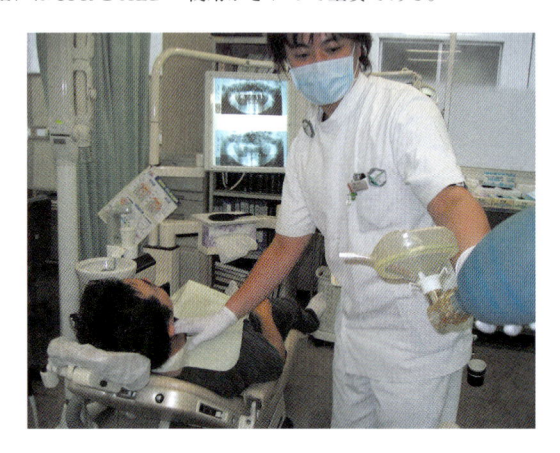

症例3：62歳・女性

■病棟からナースコール

状況：
　全身麻酔下での顎嚢胞摘出術直後の患者で、既往歴に高血圧があった。帰室後に180〜190mmHg前後の収縮期血圧を示し、降圧剤の静注を行っていた。担当医は手術の合間に昼食をとっていた。胸痛を訴え意識を消失し、心電図モニターの波形が不整だとナースよりコールがあった。すぐ病室に駆けつけ確認すると、心肺停止していた。

経過：
　胸骨圧迫を開始し、バッグ・バルブ・マスクの準備ができしだい人工呼吸を併用したCPRを開始した。モニター付き除細動器が到着し、心静止（asystole）の波形を確認した。CPRを継続し、静脈路よりアドレナリン1mgを投与、5サイクルのCPRの後、波形を確認するとVTとなっていた。除細動を行い、次にリズムチェックを行うと洞調律に戻っており、頸動脈が触れるようになっていた。

コメント：心筋梗塞，心静止
　心肺停止を確認すればただちにCPRを開始する。

まとめ：
　電気ショックの適否を決定するため、心停止時のリズムチェックはきわめて重要である。

症例4：75歳・男性

■癌切除の後出血で意識消失

状況：
　あなたは、上顎癌切除後1週間目の患者の病棟担当医である。病棟回診時に洞内のガーゼの除去を行った。回診終了後に昼食をとっているときに、病棟看護師より患者の創部からの出血とのコールがあった。

経過：
　病室へ駆けつけてみると、ベッド上に多量の出血を認め、意識は消失し、下顎呼吸で脈は微弱であった。出血点は顎動脈で、洞内にガーゼ再填入し止血、同時に血圧測定を行ったが、血圧は測定できず。心電図モニターを装着したところ、心拍数150回/分で脈を触れず、PEAと判断した。
　ただちにCPRを行い、救命救急処置に加え、急速輸液で脈を触れるようになった。

コメント：出血、PEA
　顎口腔癌切除後の出血を想定。顎動脈は術中に結紮していても創部に露出していることがあり、感染によって破綻し大出血を起こす場合がある。とくに放射線療法、化学療法を行っている患者では、血管が脆弱となり危険性は高い。
　処置は、圧迫止血を行い、同時に救命救急処置を開始する。また、口腔内出血の場合、血液の誤嚥による気道閉塞も考えねばならず、気管挿管、気管切開も常に念頭におく。

まとめ：
　口腔内の出血は気道の閉塞による呼吸障害を起こしやすいため、注意が必要である。すみやかな出血部位の特定と確実な止血が必要である。

症例5：60歳・男性

■病棟で癌術後の患者が急変

状況：
　あなたは、口底癌切除再建後の患者の病棟担当医である。術後1週間目の血液検査では貧血とBUNの上昇が認められた。既往歴に十二指腸潰瘍、糖尿病、肝硬変があった。ナースステーションで検査結果に目を通していると、患者の急変をコールされた。

経過：
　病室へ駆けつけてみると、病室内に便臭を認め、大量の黒色便を認めた。意識は消失し、下顎呼吸で脈は触知しなかった。心電図モニターを装着したところ、頻脈波形であり、PEAと判断した。
　CPRを開始し、急速輸液を行った。次に確認すると脈を触知でき、血圧は70/ー mmHgであった。

コメント：出血、PEA

　顎口腔癌切除再建後の消化管出血を想定。術後貧血やBUN上昇は患者の栄養状態や、手術による侵襲の程度により変化する。術後患者では、合併症の徴候が確認しにくい場合が多く、長時間にわたる手術の場合、術前に全身精査を十分に行い、起こりえる合併症を予想し、これに備えなければならない。蘇生ができたところで、専門診療科にすみやかに相談し、処置をしてもらうことが重要である。院内に専門診療科がない場合には他院へ連絡し搬送する。

まとめ：

　隠れた出血性ショックにも留意し、迅速な対応を行う。

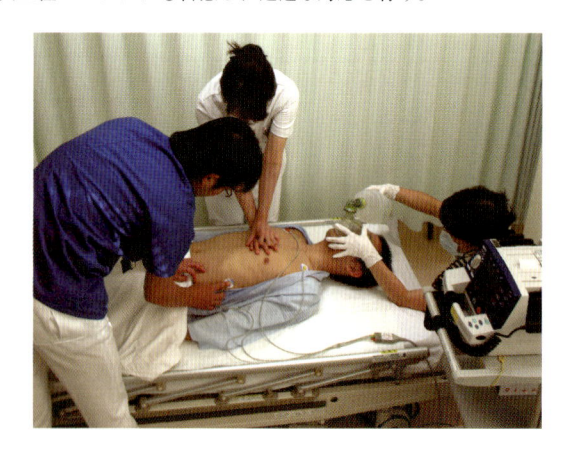

症例6：73歳・女性

■印象採得時の呼吸困難

状況：
　上顎の印象のため、あなたは患者の口腔内で印象トレーを保持していた。途中で患者が何かを訴えようとしていたので「もう少しで固まるからそれまで待っていてください」と言った。時折苦しそうな表情をしていたが、そのままトレーを保持し、印象終了時に患者へ問いかけをしたところ、反応がなく、ぐったりしていた。

経過：
　ただちに歯科衛生士に救急車の手配と救急セットを持ってくるように伝えた。状態を確認すると呼吸がなかった。手に持っていた印象に目を向けると、欠けており、口腔内に印象材が残存していることに気づいた。ただちに残存印象材を除去、および気道確保・胸骨圧迫を開始した。しばらくCPRを続けることで咳きこみはじめ、呼吸が再開した。

コメント：気道閉塞
　歯科治療は上気道で行われる処置であるため、窒息に注意する必要がある。呼吸停止に至る過程で苦しそうな表情を見せていることから、本シナリオでは窒息を疑うべきであり、気道確保時に歯科材料・器具を口腔内に残していないかを確認する作業は歯科医にとって必須の行為である。蘇生を進めながら異物除去を試みるべきであるが、自分で除去できない場合には早い段階より熟達者への連絡が必須である。

まとめ
　歯科治療は上気道で行われている治療行為であるという認識が大切。

症例7:21歳・女性

■顎変形症術後の呼吸困難

状況:
あなたは顎変形症患者の主治医である。手術当日、帰宅前にリカバリールームで管理されている患者を回診したところ、患者は痰が絡んだ咳をしながら苦しそうにしていた。あなたが近づくと、何か言いたそうにしながらぐったりとなった。

経過:
もう一度確認すると問いかけに応じず、先ほどまで洞調律を示していた心電図モニターの波形は心静止であった。自発呼吸が消失しており、ただちにナースコールで緊急事態が発生していることを知らせ、応援要請と救急カートの搬入を指示した。顎間固定の解除、口腔内吸引を行ってバッグ・バルブ・マスクでの換気と胸骨圧迫を開始した。看護師が到着したので、胸骨圧迫を続けている間に静脈ルートからのアドレナリン投与と気管挿管の準備を指示した。挿管後、換気と胸骨圧迫を継続して波形の確認をすると波形の変化と拍動の回復を認めた。その後も換気を継続したところ、呼吸も再開した。

コメント:気道閉塞
口腔外科手術後は口腔内の腫脹や出血、時に顎間固定など気道閉塞しやすい環境なので、術後の気道管理はきわめて重要である。本シナリオのように気道閉塞で心停止に至っていると予想される場合には、蘇生時にすみやかな気道確保を行うことが重要である。

まとめ:
口腔外科手術術後には、気道閉塞時の対応を念頭においた適切な気道管理が必要。

症例8：70歳・男性

■口腔および頸部の腫脹で呼吸困難

状況：

あなたは頸部蜂窩織炎で入院した患者の主治医である。患者は皮膚疾患により3年間の長期ステロイド投与を受けていた。1週間前より下顎智歯周囲炎により腫脹と疼痛が続いていたため消炎を目的に入院。消炎処置を行ったが明らかな改善は認めていなかった。昼に撮影したCTでは気道の狭窄と気道の偏位があった。午後9時に回診したところ、患者は大きないびきをかいていた。声をかけるといま一つ返事がはっきりしない。そのとき、布団が濡れて患者が失禁しているのに、主治医は気づいた。

経過：

入院当初は失禁などの経歴はなかったため、意識レベルの低下を疑った。すぐに病棟看護師に非観血的酸素飽和度のモニタリングとマスクによる酸素投与を開始させたところ、SpO$_2$が80％台であったため、リザーバーマスクによる酸素投与を開始した。すぐに胸部外科当直医に連絡し緊急CTの撮影を行い、縦隔炎と胸水貯留を確認したため、緊急縦隔ドレナージを施行した。その後40日間のICU管理にて症状は軽快し、原因歯の抜歯を行うことができた。

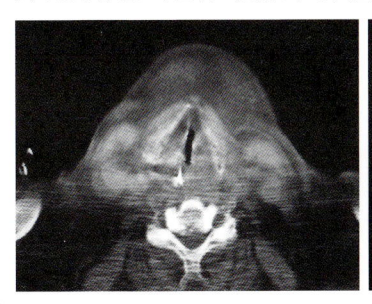

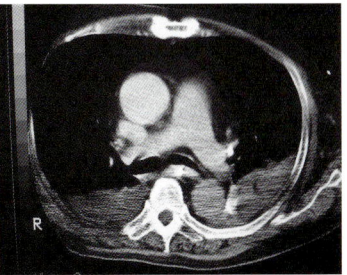

コメント：頸部蜂窩織炎、低酸素症

　長期ステロイドを投与された患者の炎症は広範囲に波及しやすいこと、また低酸素症による意識レベルの低下は、発見が遅れれば重篤な障害を引き起こす結果となるため十分な経過の観察が必要である。気道狭窄や偏位を疑った場合は持続的な酸素飽和度のモニタリングが不可欠である。

まとめ：

　口腔、頸部の腫脹による気道の閉塞はしばしば発現することであり、十分な経過の観察が必要である。

症例9：88歳・女性

■X線撮影時に咳の後に意識消失

状況：

あなたは総合病院の歯科外来で、長期療養施設から付き添いと共に来院した初診の患者を診ている。最近歯の痛みを訴えるので、診てほしいとのことであった。脳梗塞を患っており歩行不可、摂食は介護による介助を受けていた。車椅子のままレントゲン室に移動し、レントゲン台に移ろうとしたところ、突然咳が始まり、数分間続いても収まらず、しばらくして患者はぐったりとしてしまった。

経過：

呼びかけにも応答しなくなったため、すぐに「コードブルー*」の指示を出した。気道を確保し確認したところ、脈は触知するも呼吸はなかった。バッグ・バルブ・マスクで陽圧換気を2回行ったところ、自発呼吸が確認された。1分間に3～4回の弱い（胸の上がりがはっきりしない）自発呼吸であったので、そのまま陽圧換気を1分間に10回の割合で行っていた。レントゲン室に医師も集まり、補助換気を行いながら胸部X線を撮影したところ、胸部に不透化像を確認。その形状から義歯のクラスプと判断された。胸部外科で義歯の摘出を行った。

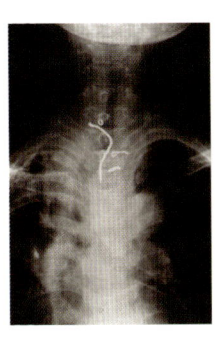

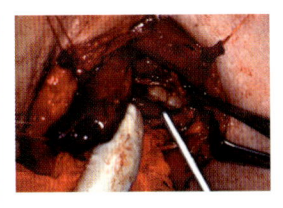

代表的なシナリオ

コメント：異物、誤嚥、コードブルー

　誤嚥した場合、異物が気管にあるのか食道にあるのか、あるいは異物の形状、そしてサイズによりその危険性は異なってくる。さらに体位変換でわずかに残された気道の隙間がふさがってしまう場合がある。病院内では緊急コールとして「コードブルー」等がある。レントゲン室など医師がいない場所での緊急時対応がどのように設定されているか再確認しておく必要がある。

まとめ：

　高齢者では義歯のような比較的大きなものでも無意識下で誤嚥してしまうことがあるため、注意しなければならない。また、X線等による異物誤嚥の診断は救急対応としてきわめて重要である。

＊施設によって緊急コールの呼称はさまざまである。

症例10：40歳・女性

■ひどい歯痛で治療中に

状況：
　あなたは開業歯科医である。もう少しで診療時間が終わるという頃、患者は下顎大臼歯部の自発痛を訴え来院した。昨夜から強い自発痛を認め、鎮痛剤を何回か服用したが楽にならないため受診したとのことであった。歯髄炎と診断し麻酔抜髄を計画した。浸潤麻酔を行ったところ、急にぐったりして反応がなくなった。

設定：
　患者は顔面蒼白で口唇チアノーゼが認められ、反応と呼吸はなく、頸動脈も触れなかった。
　ただちにCPRを開始し、モニター心電図を装着すると、脈拍40/分、血圧（最高血圧）70mmHg、血中酸素飽和度90％であり、酸素投与を行い、声かけをすると返答するようになった。

コメント：迷走神経反射

　迷走神経反射とは、ストレス、強い疼痛、排泄、腹部内臓疾患などによる刺激が迷走神経求心枝を介して、脳幹血管運動中枢を刺激し、心拍数の低下や血管拡張による血圧低下などをきたす生理的反応である。脳幹血管運動中枢からの刺激は末梢各臓器の運動枝を介して伝えられる。本反射は生命維持のための防衛反応であるが、過剰反応をきたして身体異常を生じることがある。排尿時の迷走神経反射により血圧低下をきたしたり（排尿時失神）、迷走神経の過緊張により一過性の心停止をきたし失神することもある（迷走神経性発作：vagal attack）。

まとめ：

　歯髄炎による疼痛で患者は強いストレスにさらされており、治療に伴う恐怖心もあることから、こういった患者では麻酔針等による疼痛刺激により容易に迷走神経反射が誘発されるものと考えられる。すみやかなCPRが重要なことを確認する。

症例11：30歳・女性

■治療中に呼吸困難と手足の硬直！

> **状況：**
> あなたは歯科開業医である。ようやく下顎智歯周囲炎が消炎でき、今から埋伏智歯抜歯を行う。患者は不安そうだったが、体調はとくに悪くないとのことであったため、予定通り手術を行うこととした。
> 　口腔内消毒を行ったところ、徐々に呼吸困難、息苦しさが出現し、やがて、顔や手足のしびれを訴え苦悶の表情をしている。
>
> **設定：**
> ていねいに確認すると、呼吸・脈ともに確認できた。意識は混濁しており、手足にテタニー様硬直性痙攣を認めた。モニター心電図を装着すると、脈拍100/分、血圧120/60mmHg、血中酸素飽和度100％であった。心電図波形やリズムには問題がないようであった。紙袋を口元にあてがい、袋の中で呼吸をさせ、声かけを行うと意識は清明となり症状は軽快した。

コメント：過換気症候群

過換気とは、呼吸が深くかつ速くなることで、過換気により血中の二酸化炭素が排出され、血液はアルカリ性になる（呼吸性アルカローシス）。このため、しびれ・痙攣・意識混濁（こんだく）などの神経・筋肉症状を示す病態が過換気症候群である。放置すると発作は数十分以上続くが、決して死ぬことや後遺症を残すことはなく、どんなに強い発作でも時間とともに必ず軽快する。過呼吸発作は一生に一度しか出ない人もあれば、時期によって毎日頻発することもある。まれに狭心症、気胸、気管支喘息、脳腫瘍、脳炎、熱中症との鑑別が必要な場合があり、とくに高齢者では、過換気症候群が狭心症を誘発することがあり、注意が必要である。

まとめ：

確実な過換気症候群の診断が重要である。また、ペーパーバッグ法のみでなく原因除去のために患者の不安を取り除くべきで、声かけのほか抗不安薬の使用も有効である。

症例12：49歳・女性

■局所麻酔をした後で

状況：
　あなたは開業歯科医である。大臼歯の抜髄処置を開始することにした。局所麻酔を行ってから約10分後に患者は不安感を訴え始め、悪心、腹痛に続いて皮膚の膨疹、皮膚紅潮が出現し、呼吸困難に陥った。

経過：
　患者は呼びかけにも反応せず、顔面は蒼白になった。抜髄処置を中断し、周りのスタッフを呼び集め、119番への通報を行った。呼吸を確認すると、下顎は動いているが胸部の上下がなく、あえぎ呼吸と判断した。胸骨圧迫、バッグ・バルブ・マスクによる人工呼吸を開始した。到着した救急隊員に急変の状況、処置内容を説明して、対応を引き継いだ。

コメント：アナフィラキシーショック
　本症例では抜髄処置に対する神経性ショックと局所麻酔薬によるアナフィラキシーショックが考えられる。アナフィラキシーショックは局所麻酔薬、β-ラクタム系抗生物質、非ステロイド系抗炎症薬などにより生じ、上記の症状に続いて喉頭浮腫、痙攣、気管支収縮による呼吸困難に陥る。重症度を判定し、呼吸と循環に対する緊急、迅速な処置がとられなければならない。

まとめ：
　局所麻酔を行った際は常にアナフィラキシーショックの発生に留意し、迅速に対応することが重要である。

症例13：38歳・男性

■局所麻酔をした後で

状況：

　某大学病院口腔外科外来において、あなたは右側下顎智歯を抜歯する予定である。覆い布をかけて、右下顎孔への伝達麻酔を行った。

　その直後、「先生、むかむかして、吐きそうです」患者は多弁で興奮気味であった。次第に、手のふるえが出現したかと思うと、全身痙攣が出現してきた。

　その段階で、あなたは手袋をはずし、覆い布をはずした。そして、患者の肩を叩きながら呼びかけたが反応はなかった。

　そこで、あなたは「患者が急変しました。院内救急コール、救急カート持ってきて」そして、「誰か応援を！」と叫んだ。

経過：

　呼吸と脈拍がなく、ただちにCPRを開始した。モニター付き除細動器、救急カートと応援が到着した。波形を確認するとVFであったため、除細動を行った。すぐにCPRを再開し、静脈路を確保した。アドレナリン1mgを投与し、次に、波形を確認すると依然VFであったため、再度除細動を行った。5サイクルのCPR後波形を確認すると洞調律に戻っており、脈も触れるようになっていた。

コメント：局所麻酔薬中毒

　局所麻酔投与後は、アナフィラキシー、局所麻酔中毒等の重篤な合併症が起こりうることを常に念頭に置いたうえで処置を行わなければならない。また、過換気症候群は比較的よく遭遇する合併症である。この場合は、対処法が異なるため、慎重に鑑別しなければならない。

まとめ：

　VFの場合はすみやかな除細動が有効である。

症例14:71歳・男性

■口腔癌末期患者での救急対応

状況:
　あなたは口腔外科の当直医である。口腔外科の病棟から入院患者の緊急コールが入った。病室に行くとあえぎ呼吸で、意識がなかった。

経過:
　意識は消失し、あえぎ呼吸、脈拍も触知できなかった。
　CPRを開始し、モニター心電図を装着すると波形は心停止であった。CPRと薬剤投与を繰り返しているうちに家族が到着した。カルテを確認すると下顎歯肉癌の末期患者で、主治医によりDNARが確認されていた。

コメント:DNAR
　患者は口腔癌の末期である。本人の心停止時に蘇生を行わない意思表示であるDNAR(do not attempt to resuscitation)を確認することが重要である。

まとめ:
　DNARの情報を院内で共有できるようカルテ等の整備が必要である。

症例15：57歳　女性

■待合室での急変！

状況：
　某総合病院歯科外来で、あなたはいつものように外来患者の診療を行っていた。そこに突然、待合の廊下から、「先生、うちのお母さんが変です」と娘さんが診療室内に入ってきた。
　待合室に行くと、患者は歯科外来の待合椅子に横になっており、呼びかけに対してもまったく反応しない。院内の救急コールと救急カートの要請を行い、観察すると、正常な呼吸と脈拍を確認できた。

経過：
　救急カートが到着し、静脈路を確保し、モニターを装着した。娘さんは、「母は糖尿病があり、今朝もいつも通りインシュリンを注射していました。今日はこの後内科のMR検査があるため朝から絶食しています」とのこと。静脈路から50%ブドウ糖を投与すると、意識が回復してきた。

コメント：低血糖
　呼吸と脈をていねいに確認することが大切であり、付き添いの人からの正確な情報を入手できれば原因探索に有用となる。

まとめ：
　すみやかな救急対応のコールが重要であり、「発見時の状況」、「行った行為」、「現在の状態」を正確に報告する。

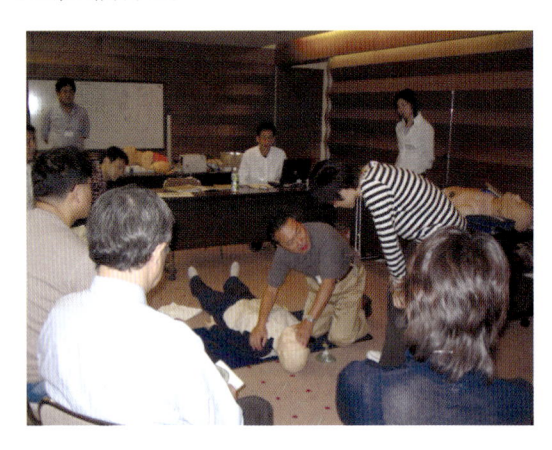

症例16：65歳・男性

■ワーファリン休薬中患者の意識低下

状況：

あなたは抜歯が必要なワーファリン服用中の患者の主治医である。かかりつけの内科へ問い合わせた後、事前にワーファリンの休薬を指示して患者を来院させた。抜歯中に問題となる所見はなく、抜歯終了後、止血用にガーゼを咬ませていた。しばらくして止血確認しようと患者に声をかけたところ、めまいがして、しゃべりにくいとの訴えがあり、間もなく意識を失った。

経過：

再度、確認したが刺激反応なし。ただちに歯科衛生士に119番通報と救急セットを持ってくるように指示し、咬ませていたガーゼの除去と止血確認を行った。正常な呼吸なし、脈を触知できない状態であった。頭部後屈あご先挙上による気道確保をして胸骨圧迫とバッグ・バルブ・マスクによる換気を開始した。体動が出現したため確認すると、次第に弱いながら脈を触れるようになった。換気を続けることで自発呼吸が再開した。到着した救急隊員に急変の様子、処置内容を説明して後処置を引き継いだ。

コメント：脳梗塞

主治医の了承を得て抗凝固薬を休薬している場合であっても、休薬によるリスクがあることを考慮する必要がある。本症例ではワーファリン休薬中であることと感覚障害、意識障害が起きていることから脳梗塞が疑われるが、原因検索は容易なことではない。迅速かつ的確なCPRと、救急隊へのスムーズな引き継ぎが重要となる。

まとめ：

すみやかなCPRが蘇生への鍵。歯科治療のために抗凝固薬を休薬している場合、休薬のリスクを考慮する。

〔菅原　利夫・山下　徹郎〕

歯科医師の救命救急研修ガイドライン

(医政医発0919001号、医政歯発0919001号、平成15年9月19日)

Ⅰ．趣旨

　歯科医療の安全性及び質の向上を図るために、歯科医師の救命救急研修は重要であるが、研修といえども医療行為を伴う場合には、法令を遵守しながら適切に実施する必要がある。特に歯科及び歯科口腔外科疾患以外の患者に対する行為では、慎重な取扱いを期すべきである。

　本ガイドラインは、このような観点から、歯科医師の救命救急研修の在り方に関する基準、特に医科救命救急部門における研修の在り方に焦点を当てた基準を定めるものであり、二次救命処置研修と救命救急臨床研修の二段階方式とした。

Ⅱ．二次救命処置研修

　気管挿管を含む二次救命処置（※ACLS：Advanced Cardiovascular Life Support）を中心にシミュレーションによるコース研修とし、歯科医師の中でもこれを指導できる者を養成して実施する。既に卒前教育として取り入れられているシミュレーターを使用しての実技指導を、各歯科医師会単位で行われる生涯教育にも積極的に取り入れ、反復研修することによりその知識と技能を維持し、緊急事態に対応する。

【一般目標】

　歯科診療において生命や機能的予後に係わる緊急を要する病態に対して適切な対応ができる。

【到達目標】

1) バイタルサインの把握ができる。
2) 重症度及び緊急度の把握ができる。
3) ショックの診断と治療ができる。
4) 基本的な二次救命処置（ACLS：Advanced Cardiovascular Life Support）ができる。
5) 専門医への適切なコンサルテーションができる。

※ACLS：本研修のACLSとは、別紙1の研修水準がA項目又はB項目の二次救命処置をいう。

Ⅲ．救命救急臨床研修

　歯科口腔外科や歯科麻酔科等の歯科医師で、より高度の救命救急研修を望む者が受ける臨床における救命救急の研修をいう。歯科医師免許取得者が一定期間の臨床経験を積んだ後に、救命救急センター等の医科救急救急部門で救命救急分野に関連するより高度な研修を受ける。

【一般目標】

　歯科診療において、生命や機能的予後に係わる緊急を要する病態に対して適切でより高度な対応ができる。

【到達目標】

　歯科医師の救命救急研修水準（別紙１）のＡ項目とＢ項目について、研修終了後に評価表（別紙３）のレベルⅡ又はⅢに到達した項目を合わせて、項目数でＡ項目80％以上、Ｂ項目50％以上となることが望ましい。

【研修実施要項】

１．研修施設：次の条件を満たす施設であること。
　１）１人以上の研修指導医がいること。
　２）研修担当管理責任者（病院長又は救命救急センター、救急部等の管理者）を定めていること。

２．研修指導医
　１）研修指導医は、原則７年以上（少なくとも５年以上）の臨床経験を有する医師であること。
　　なお、研修指導医は、次の条件のいずれかを満たす医師であることが望ましい。
　　（１）中間法人日本救急医学会が認定した専門医又は指導医
　　（２）日本集中治療医学会が認定した専門医
　　（３）社団法人日本麻酔科学会が認定した専門医
　２）研修指導補助医は、研修指導医を補助する医師をいい、３年以上の臨床経験を有する医師であること。

３．研修を受ける歯科医師
　　研修を受ける歯科医師（以下「研修歯科医師」という。）は、次の条件のいずれかを満たす歯科医師であること。
　１）歯科の臨床経験を１年以上有し、歯科疾患を対象とした全身麻酔（気管内麻酔20例以上）を経験した者で、Ⅱの二次救命処置研修終了者
　２）Ⅱの二次救命処置研修でシミュレーションによるコース研修を終了し、その到達目標の知識と技能を修得した者で、救命救急センター等の研修施設の

研修担当管理責任者が、救命救急臨床研修を受けることを認めたもの

4．研修方法
 1）研修歯科医師が、歯科及び歯科口腔外科疾患以外の症例に関する医療行為に関与する場合については、別紙1に定める基準に従い、研修指導医又は研修指導補助医が必要な指導・監督を行うことにより、適正を期すこと。
 2）研修実施に当たっては、5．に定める事前の知識・技能の評価結果に基づき、必要に応じて別紙1に定める基準よりも厳格な指導・監督を行うなど、患者の安全に万全を期すこと。

5．事前の知識・技能の評価
　研修を開始する前に、研修担当管理責任者が研修歯科医師の全身管理、麻酔及び救急処置に関する基本的知識・技能を適切な形で評価し、その結果について別紙2を参考として記録・保存しておくこと。

6．患者の同意
　当該医療機関において、歯科医師が救命救急研修を受けていることを明示し、研修歯科医師が歯科及び歯科口腔外科疾患以外の症例に関する医療行為に関与する場合には、歯科医師であることを患者、患者家族、代諾者等に伝えるとともに、原則としてその同意を得ること。

7．事後の知識・技能の評価
　研修終了後に研修担当管理責任者が研修歯科医師の知識・技能を適切な形で評価し、その結果について別紙3を参考として記録・保存しておくこと。

歯科医師の救命救急研修水準

(別紙1)

研修項目			研修水準
診察	1	バイタルサインのチェック (Japan Coma Scale による意識レベルの評価を含む。)	A
	2	頭頸部の視診、触診	A
	3	胸部の視診、触診、聴診、打診	A
	4	腹部の視診、触診、聴診、打診	A
	5	四肢の視診、触診	A
	6	打腱器などを用いた神経学的診察	A
	7	胸部、腹部の超音波診断	D
気道確保	1	用手気道確保	A
	2	経口エアウエイの挿入	A
	3	経鼻エアウエイの挿入	A
	4	ラリンジアルマスク (LM) の挿入	B
	5	胃管挿入	B
	6	気管挿管	B
	7	定型的気管切開	C
	8	輪状甲状間膜穿刺 (あるいは切開)	B
人工呼吸・呼吸管理	1	BVM (バッグ・バルブ・マスク) による用手人工呼吸	A
	2	麻酔器、マスクによる用手人工呼吸	A
	3	気管挿管下の用手人工呼吸	A
	4	人工呼吸器の接続と設定	C
	5	呼吸理学療法	C
循環補助	1	経胸壁用手心臓マッサージ	A
	2	経胸壁自動式心臓マッサージ装着の使用	B
	3	開胸心臓マッサージ	D
	4	AEDによる除細動 (VF／脈なしVT)	A
	5	手動による除細動 (VF／脈なしVT)	B
	6	手動による同期式除細動 (AF, Af, PSVT, 脈ありVTなど)	D
	7	末梢静脈路確保	A
	8	内頸静脈路確保	C
	9	鎖骨下静脈路確保	C
	10	大腿静脈路確保	C
	11	胸腔穿刺	D
	12	胸腔ドレナージ	D
	13	心嚢ドレナージ	D
	14	経皮ペースメーカーの装着と使用	C
	15	経静脈ペースメーカーの挿入と使用	D
モニター等	1	非侵襲的モニターの装着及び検査 (SPO2、ECG、血圧計など)	A
	2	侵襲的モニターの装着及び検査	C
	3	静脈採血	A
	4	動脈採血	B
	5	観血的動脈圧測定	C
	6	肺動脈カテーテル (スワンガンツカテーテル) の挿入留置	C
	7	導尿、バルーンカテーテル留置	C
	8	各種内視鏡検査*	D
	9	各種画像検査*	D
薬物の使用	1	ACLSのVF／VT、PEA、心静止のアルゴリズムで使用する薬剤の使用	A
	2	ACLSのその他のアルゴリズムで使用する薬剤の使用	C
	3	救急時に使用するその他の一般的薬剤*の使用	C
	4	医薬品全般の使用	C
輸液等	1	救命救急センター、救急部における救急輸液の実施	C
	2	輸血、血液製剤の適応判断と使用	C
	3	輸液の計画と実施	B
	4	経腸栄養の計画と実施	B
	5	経静脈栄養の計画と実施	C
その他の処置	1	創洗浄、創縫合 (歯科口腔外科領域のもの)	A
	2	創洗浄、創縫合* (歯科口腔外科以外で単純なもの)	B
	3	骨折の副子固定	C
	4	減張切開	C
	5	胃洗浄	C
文書の記載・作成	1	指示簿*の記載・作成	D
	2	処方箋*の記載・作成	D
	3	診療録*の記載・作成	D
	4	説明と同意の実施と文書の記載・作成*	D
	5	死亡診断書、死体検案書*の記載・作成	D
	6	その他の診断書*の記載・作成	D
その他	1	病歴や現症の聴取	B
	2	チームカンファレンスへの参加	A
	3	インフォームドコンセント	D

*歯科口腔外科領域以外のもの、　研修水準A〜Dのカテゴリーは次ページに示す。

研修水準A〜Dのカテゴリー分類

 医科救命救急部門において実施される医療行為を、以下の研修水準A〜Dのカテゴリーに分類する。
A：研修指導医又は研修指導補助医の指導・監督下での実施が許容されるもの
B：研修指導医又は研修指導補助医が介助する場合、実施が許容されるもの
C：研修指導医又は研修指導補助医の行為を補助するもの
D：見学にとどめるもの
（注）
・Bにいう「介助」とは、行為自体に対して行為者（研修歯科医師）の判断が加わる余地がないとは必ずしも言えない状況の下において、当該行為が実質的に機械的な作業とみなし得る程度まで管理・支配を及ぼすことをいい、常時監視を含む。
・Cにいう「補助」とは、判断を加える余地に乏しい機械的な作業を行うことをいう。

本研修水準の作成に当たり、以下に留意した。
○「歯科医師の麻酔科研修のガイドライン策定に関する研究、平成13年度総括研究報告書」、「国立大学附属病院卒後臨床研修必修化へ向けての指針」（平成13年12月、国立大学医学部附属病院長会議）、「救急業務高度化推進委員会報告書」（平成15年3月、総務省消防庁）との整合性に配慮した。
○ただし、救急部門は麻酔科領域と比べ、患者の重症度・緊急度が高いこと、インフォームドコンセントを得難い環境にあること等を勘案した。
○研修の到達レベルとしてACLSのレベルを想定した。
○半数以上の医科救命救急部門で歯科医師が研修していたものを考慮した。

(別紙2)

救命救急研修前知識・技能評価記録

研修希望者（歯科医師）氏名：＿＿＿＿＿＿＿＿＿＿＿＿＿＿

本医療機関で研修を希望する、上記の研修歯科医師について、知識・技能評価を実施した結果は、以下のとおりである。

評 価 項 目	能 力 評 価
救急診療に関する知識	Ⅰ ・ Ⅱ ・ Ⅲ
救急診療に関する技能	Ⅰ ・ Ⅱ ・ Ⅲ
総 合 評 価	Ⅰ ・ Ⅱ ・ Ⅲ

Ⅰ：厳格な指導・監督が必要と思われるレベル
Ⅱ：基本的な知識・技能を有しているが初歩からの研修が望ましいレベル
Ⅲ：一定水準に達しているが、研修により更なる知識・技能の向上が期待できるレベル

（評価年月日）　　　　　年　　　月　　　日

（研修担当管理責任者名）＿＿＿＿＿＿＿＿＿＿＿＿＿＿＿＿

歯科医師の救命救急研修後評価表 　　　　　　　（別紙3）

評価項目		自己評価	指導医評価
診察	1 バイタルサインのチェック（Japan Coma Scale による意識レベルの評価を含む）		
	2 頭頸部の視診、触診		
	3 胸部の視診、触診、聴診、打診		
	4 腹部の視診、触診、聴診、打診		
	5 四肢の視診、触診		
	6 打腱器などを用いた神経学的診察		
	7 胸部、腹部の超音波診断		
気道確保	1 用手気道確保		
	2 経口エアウエイの挿入		
	3 経鼻エアウエイの挿入		
	4 ラリンジアルマスク（LM）の挿入		
	5 胃管挿入		
	6 気管挿管		
	7 定型的気管切開		
	8 輪状甲状間膜穿刺（あるいは切開）		
人工呼吸・呼吸管理	1 BVM（バッグ・バルブ・マスク）による用手人工呼吸		
	2 麻酔器、マスクによる用手人工呼吸		
	3 気管挿管下の用手人工呼吸		
	4 人工呼吸器の接続と設定		
	5 呼吸理学療法		
循環補助	1 経胸壁用手心臓マッサージ		
	2 経胸壁自動式心臓マッサージ（サンバーTMなど）の装着、使用		
	3 開胸心臓マッサージ		
	4 AEDによる除細動（VF／脈無しVT）		
	5 手動による除細動（VF／脈無しVT）		
	6 手動による同期式除細動（AF, Af, PSVT, 脈ありVTなど）		
	7 末梢静脈路確保		
	8 内頸静脈路確保		
	9 鎖骨下静脈路確保		
	10 大腿静脈路確保		
	11 胸腔穿刺		
	12 胸腔ドレナージ		
	13 心嚢ドレナージ		
	14 経皮ペースメーカーの装着と使用		
	15 経静脈ペースメーカーの挿入と使用		
モニター等	1 非侵襲的モニターの装着及び検査（SPO2、ECG、血圧計など）		
	2 侵襲的モニターの装着及び検査		
	3 静脈採血		
	4 動脈採血		
	5 観血的動脈圧測定		
	6 肺動脈カテーテル（スワンガンツカテーテル）の挿入留置		
	7 導尿、バルーンカテーテル留置		
	8 各種内視鏡検査*		
	9 各種画像検査*		
薬物の使用	1 ACLSのVF／VT、PEA、心静止のアルゴリズムで使用する薬剤の使用		
	2 ACLSのその他のアルゴリズムで使用する薬剤の使用		
	3 救急時に使用するその他の一般的薬剤*の使用		
	4 医薬品全般の使用		
輸液等	1 救命救急センター、救急部における救急輸液の実施		
	2 輸血、血液製剤の適応判断と使用		
	3 輸液の計画と実施		
	4 経腸栄養の計画と実施		
	5 経静脈栄養の計画と実施		
その他の処置	1 創洗浄、創縫合（歯科口腔外科領域のもの）		
	2 創洗浄、創縫合*（歯科口腔外科以外で単純なもの）		
	3 骨折の副子固定		
	4 減張切開		
	5 胃洗浄		
文書の記載・作成	1 指示簿*の記載・作成		
	2 処方箋*の記載・作成		
	3 診療録*の記載・作成		
	4 説明と同意の実施と文書の記載・作成*		
	5 死亡診断書、死体検案書*の記載・作成		
	6 その他の診断書*の記載・作成		
その他	1 病歴や現症の聴取		
	2 チームカンファレンスへの参加		
	3 インフォームドコンセント		

*歯科口腔外科領域以外のもの
Ⅰ：厳格な指導・監督が必要と思われるレベル
Ⅱ：基本的な知識・技能を研修できたが、更なる研修が望ましいレベル
Ⅲ：一定水準に研修できたレベル

評価年月日　　　　年　　　月　　　日
研修歯科医師名＿＿＿＿＿＿＿＿＿＿㊞
研修指導医名　＿＿＿＿＿＿＿＿＿＿㊞

JCLS 〈㈱日本著作出版権管理システム委託出版物〉

本書の複製権・翻訳権・上映権・譲渡権・公衆送信権(送信可能化権を含む)は株式会社へるす出版が保有します。
　本書の無断複写は著作権法上での例外を除き禁じられています。複写される場合は,その都度事前に㈱日本著作出版権管理システム(電話 03-3817-5670, FAX 03-3815-8199)の許諾を得てください。

DCLSコースガイドブック

定価(本体価格3,000円+税)

2007年10月1日　　第1版第1刷発行

監　　修	日本口腔外科学会,DCLSコース開発委員会
編　　集	DCLSコースガイドブック編集委員会
発行者	岩井　壽夫
発行所	株式会社　へるす出版
	〒164-0001　東京都中野区中野2-2-3
	Tel. 03-3384-8035(販売)　03-3384-8177(編集)
	振替 00180-7-175971
	http://www.herusu-shuppan.co.jp
印刷所	三報社印刷株式会社

©2007, Printed in Japan　　　　　　　　　　　　　　　　　〈検印省略〉
落丁本,乱丁本はお取り替えいたします
ISBN 978-4-89269-580-3